AHORA QUE ERES MORTAL

Ahora que eres mortal

Una guía práctica para cuidar tu salud
cuando la enfermedad entra en tu vida

ANTONIO RODRÍGUEZ VALIENTE

ARV
EDICIONES

Publicado por ARV Ediciones

ISBN: 978-84-09-82712-1
Depósito Legal: M-5350-2026

Diseño de portada e ilustraciones: Toni Rodríguez
Maquetación interior: A R Valiente

Para bien o para mal, en la muerte no había misterio. Solo se interrumpía la conciencia de un mundo que en aquel momento le ofrecía muy pocos alicientes. Pensaba que si había de morir en breve, habría llevado una vida bien sosa, hecha de proyectos irrealizados, esperanzas frustradas y sueños incumplidos. Había desaprovechado todas las oportunidades que la vida le había brindado por labrarse un futuro que ahora se volatilizaba ante sus ojos. Si volviera a nacer, obraría de un modo diferente, pensaba; pero no volveré a nacer. Solo me ha sido dada una vida y la he desperdiciado tontamente.

Mauricio o las elecciones primarias
—Eduardo Mendoza

INDICE

PRÓLOGO

«Tenemos dos vidas:
la segunda empieza cuando nos damos cuenta
de que solo tenemos una»

Confucio

Si estás leyendo esto, probablemente ya has descubierto que no eres inmortal. Tal vez un médico te ha dicho que tienes una enfermedad seria, o quizá convives con una de esas dolencias que no matan de inmediato, pero que te recuerdan cada día que algo no va bien. Sea como sea, ya sabes que la vida tiene un final, y que ese final —hasta hace poco lejano— ha empezado a adquirir forma y presencia.

Hasta ese momento, eras como casi todos: inmortal. La muerte era un concepto, no una posibilidad. Les ocurría a los demás, a los pacientes, a los mayores, a los desafortunados. Pero no a ti. Y, sin embargo, aquí estás. Con miedo, con dudas, con rabia y espero que con esperanza. Tal vez tengas ganas de entender qué te pasa, y saber qué puedes hacer, más allá de esperar resultados o seguir tratamientos que no controlas ni entiendes del todo.

Este libro nace precisamente en ese lugar, en el punto exacto en el que la medicina se encuentra con la vida, donde los protocolos se terminan y empieza la incertidumbre. Está escrito por alguien que, como tú, ha pasado por ese trance.

Soy médico desde hace más de veinte años, acostumbrado a explicar diagnósticos, tratamientos y porcentajes de supervivencia. Hasta que un día el diagnóstico fue el mío. Y entonces comprendí que lo más difícil no era la enfermedad en sí, sino todo lo que viene con ella: la sensación de pérdida de control, la espera, el miedo a la recaída, la necesidad de encontrar un sentido.

La buena noticia es que hay mucho que puedes hacer. No para alcanzar la inmortalidad, sino para vivir mejor, para ayudar al cuerpo a curarse o, al menos, a intentarlo. Y eso no depende solo de la medicina, sino también de ti: de lo que comes, de cómo duermes, de cómo te mueves, de cómo gestionas tu mente, de cómo decides vivir cada día.

Este manual no pretende sustituir a tu médico, ni ofrecer soluciones milagrosas. No hay fórmulas mágicas aquí, solo conocimiento y experiencia. Tampoco es un texto de autoayuda ni un tratado de biología: es un puente entre ambos mundos. Es una invitación a participar activamente en tu salud, a comprender que los tratamientos funcionan mejor cuando el cuerpo y la mente cooperan.

La ciencia moderna empieza a confirmar lo que Hipócrates ya predecía hace más de dos mil años. Muchas de sus ideas —la dieta, el ejercicio, la serenidad— no eran consejos antiguos, sino verdades vigentes que la medicina moderna había olvidado entre tantos protocolos y tratamientos.

Puede que estés cansado de escuchar palabras como esperanza, lucha, superación. Estas palabras suenan vacías cuando lo único que quieres es que el día pase sin dolor. Lo entiendo. Pero déjame decirte algo con total honestidad: incluso en esos momentos, hay espacio para hacer algo. A veces, ese algo es simplemente respirar mejor, comer un poco más sano, salir a caminar, descansar cuando duermes o aprender a estar en silencio sin miedo. Son, en el fondo, actos de vida, nuestro estilo de vida.

Este libro es un intento de reconciliar la medicina técnica con la medicina humana, la ciencia con el sentido común, el cuerpo con la mente.

No te prometo la eternidad, pero sí la posibilidad de entender tu cuerpo, cuidar tu mente y reconciliarte con el tiempo que tienes.

Porque, al final, la verdadera inmortalidad consiste en eso: vivir plenamente mientras se está vivo. Y la convicción de que, mientras haya vida, siempre hay algo que se puede hacer.

Este libro está dedicado a ti, que has descubierto que eres mortal, y que, a pesar de todo, quieres seguir viviendo.

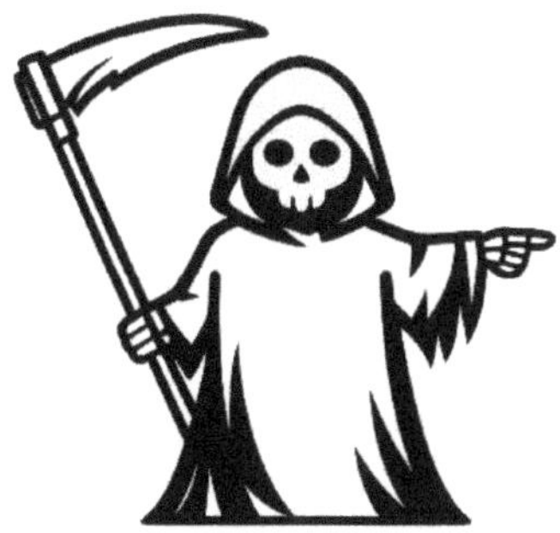

Sapere aude

(atrévete a saber)

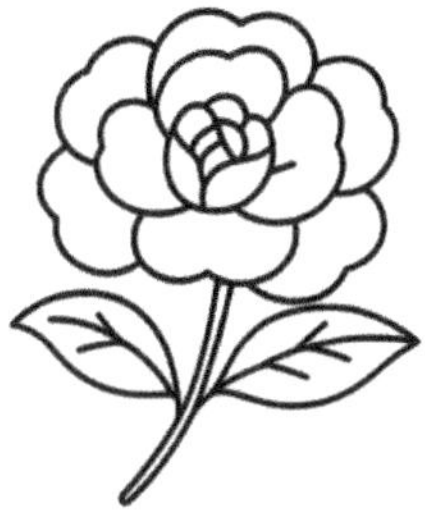

INTRODUCCIÓN

«A mitad de su esplendor, la camelia se deshoja.
Incluso en la plenitud, habita la muerte»

1
Solo mueren los otros

«No te tomes la vida demasiado en serio; nunca saldrás vivo de ella»

Elbert Hubbard

La mayoría de nosotros vivimos con la sensación de que la muerte es algo que solo le ocurre a los demás. Creemos, de alguna manera, que somos inmortales.

Yo también lo pensaba, hasta que a los 43 años me diagnosticaron un cáncer. En ese momento, pasé de ser el médico que cuidaba a pacientes oncológicos a convertirme en uno de ellos. Y, de repente, la idea de la mortalidad dejó de ser una abstracción filosófica para convertirse en una certeza tangible.

Si, como yo, acabas de darte cuenta de que eres mortal, estás de enhorabuena. Puede sonar extraño, pero es así. Solo cuando tomamos conciencia de que nuestra vida es finita, empezamos realmente a vivirla. Comprender que el tiempo se acaba nos obliga a darle valor.

En el momento agudo, cuando recibes una mala noticia y todo se tambalea, ese instante en el que la mente no puede pensar en otra cosa que en el diagnóstico, hay varias formas de reaccionar. Puedes venirte abajo, dejarte arrastrar por la tristeza y no hacer nada. Mala opción, no te la recomiendo. También puedes mirar hacia otro lado, fingir que no pasa nada, quitarle importancia y seguir con tu rutina habitual. Con esta opción recuperarás temporalmente la ilusión de ser inmortal, pero solo por un tiempo. No es la mejor opción. Y, por último, puedes permitirte caer, tocar fondo, y después levantarte. Aceptar lo que ocurre, mirar la vida de frente y decidir aprovechar el tiempo que te queda, sea mucho o poco, para disfrutarlo y, si es posible, para alargarlo. Esa es, sin duda, la opción más difícil, pero también la más digna y la más humana.

2
Memento mori (recuerda que morirás)

«La mayor desgracia de un ser humano no es llegar a morir, sino no saber cómo vivir»

Víctor Hugo

En la antigua Roma era costumbre que los emperadores tuvieran un *memento mori*. A menudo se trataba de un esclavo que les susurraba al oído esa frase mientras el pueblo los aclamaba. Servía para recordarles que, pese al poder y la gloria, seguían siendo simples mortales.

Si te acaban de diagnosticar una enfermedad grave, si acabas de descubrir que eres mortal, este es tu propio *memento mori*.

Es el momento de actuar. No vas a alcanzar la inmortalidad, con total seguridad, pero es muy probable que puedas retrasar la muerte, al menos un poco.

Y quién sabe, quizás ese tiempo extra, vivido con otra conciencia, valga más que todos los años que pasamos creyéndonos eternos.

3
La lucha contra la muerte

«La vida no es fácil ni difícil. Es como es»

Proverbio japonés

Tanto Epicteto como Séneca nos recordaban que no tiene sentido luchar contra lo que no es nuestra responsabilidad ni contra lo que no depende de nosotros: los accidentes, la mala suerte, la ruina, las enfermedades. Hay que aceptar que sucedan. Tampoco podemos luchar contra la muerte. Es un final seguro que nos espera a todos, tarde o temprano, de una forma u otra.

Deberíamos estar preparados para morir. Sin embargo, vivimos de espaldas a esa realidad. La muerte es un tema tabú, algo de lo que evitamos hablar.

Es natural sentir inquietud al pensar en cómo será el momento de nuestra muerte, si llegará de manera tranquila, mientras dormimos, o si vendrá acompañada de dolor y sufrimiento. Pero, en realidad, morir no debería considerarse un problema en sí mismo, porque la muerte no es un error del sistema, sino parte del propio diseño.

La verdad es que el ser humano siempre ha tenido miedo a la muerte. Es uno de los temores más ancestrales y universales. Desde tiempos remotos, las personas han buscado distintas maneras de enfrentarla. Cada cultura ha desarrollado sus propias respuestas y rituales para darle sentido a ese final inevitable.

Ya en la antigua Grecia, los filósofos proponían distintas estrategias para aceptarla; para muchos de ellos, morir era simplemente regresar al cosmos del que formamos parte. Más tarde, las religiones asumieron esa función, evitándonos la preocupación de la muerte prometiéndonos la vida eterna, ya sea en esta tierra o en un cielo con más o menos comodidades.

Cualquiera de estas perspectivas me parece legítima. Cada persona puede escoger aquella que le ayude a vivir en paz con su naturaleza y sus creencias. Lo importante es no vivir aterrados ante lo inevitable y aprovechar el tiempo que tenemos mientras llega.

4
Prolongar la vida

«El anhelo de curarnos constituye la mitad de nuestra salud»

Seneca

Antes que nada, he de decir que creo que solo vale la pena prolongar una vida que realmente merezca llamarse vida. De poco sirve alargar el tiempo si ese tiempo está lleno de sufrimiento, dolor o ausencia. He visto muchas veces cómo se mantiene con vida a personas que, en realidad, hace tiempo que dejaron de vivir dentro de sus cuerpos, mantenidas artificialmente por la insistencia de familiares o médicos. Y, sin embargo, sigo creyendo que la mayoría de las vidas sí merecen ser prolongadas. Y no solo prolongadas, sino también verdaderamente vividas.

El papel del médico debería abarcar tres grandes tareas: prevenir, curar y, cuando no se puede curar, ayudar a morir. De las tres, la primera apenas recibe atención ni recursos, la segunda ocupa la mayor parte de nuestros esfuerzos, y la tercera —la más humana de todas— es la que menos sabemos asumir y practicar.

Este texto está dirigido a todas las personas que, como yo, son mortales y quieren vivir más y mejor, o al menos intentarlo. También podría interesar a los inmortales, esos que todavía creen que la muerte es cosa de otros. Pero ya sabemos cómo son: lo dejarán para más adelante, para cuando se conviertan en mortales. Si alguno de ellos, por curiosidad, decide seguir leyendo, que sepa que poner en práctica lo que aquí se propone puede llevarle (casi) a la inmortalidad.

5
Justificación

«El que tiene un porqué para vivir,
puede soportar casi cualquier cómo»

Friedrich Nietzsche

Lo primero que seguramente te preguntarás es: ¿Y por qué debería confiar en lo que me vas a contar? ¿Qué credibilidad tienes? Y haces bien en preguntártelo. De hecho, deberías hacerlo siempre, no solo conmigo, sino con cualquiera que te recomiende —o te venda— soluciones, sobre todo cuando se trata de algo tan importante como tu salud. Pues bien, te voy a dar varias razones.

La primera es que soy médico. Desde hace muchos años trato a pacientes, de todo tipo, pero sobre todo a pacientes oncológicos, concretamente con patología de cabeza y cuello.

La segunda razón es que también soy paciente. Sé lo que se siente al estar sentado al otro lado de la mesa, esperando un diagnóstico o una palabra de esperanza. Ser médico y paciente a la vez creo que no es una ventaja, porque entiendes demasiado bien y sabes interpretar las miradas, los silencios, las frases que se dicen y, sobre todo, las que no se dicen.

La tercera razón es que todo lo que voy a contarte lo estoy aplicando en mí mismo. En los dos últimos años he dedicado gran parte de mi tiempo a intentar escapar de las garras del cáncer. He leído cientos de libros y artículos científicos, y todo lo que te voy a proponer está basado en evidencia científica, no en opiniones o modas pasajeras.

Y la cuarta, quizá la más importante: no quiero venderte nada. No tengo ningún producto, suplemento ni fórmula mágica que ofrecerte. Solo quiero compartir lo que he aprendido, porque creo sinceramente que puede ayudarte a ti, o a alguien que quieres, a vivir más y mejor.

6
Primero, la medicina

«El buen médico trata la enfermedad;
el gran médico trata al paciente»

Sir William Osler

Ahora que te enfrentas a una enfermedad grave, lo primero y más importante es seguir las indicaciones de tus médicos. La medicina actual es asombrosa. Los avances de las últimas décadas han permitido curar enfermedades que antes eran mortales, entre ellas muchos tipos de cáncer. Por eso, es fundamental cumplir con todos los tratamientos recomendados, ya sea cirugía, radioterapia, quimioterapia o cualquier otro.

Es cierto que estos tratamientos pueden tener efectos secundarios, a veces muy molestos o incluso graves. Pero también tienen efectos primarios, que son los que pueden salvarte la vida. Un compañero solía decirles a sus pacientes, cuando se quejaban de los efectos secundarios de un medicamento, que si no tiene efectos secundarios, probablemente tampoco tenga efectos primarios. Y tenía razón.

Con esto quiero decir que debemos desconfiar de las terapias no probadas, de los chamanes, de los charlatanes y de cualquier promesa de curación milagrosa. Como médico, solo puedo recomendarte aquello que la ciencia ha demostrado que funciona. Eso no significa que no puedas probar otras cosas —aunque no haya pruebas sólidas de su beneficio—, siempre que no interfieran con el tratamiento médico ni pongan en riesgo tu salud (ni tu bolsillo).

Sin embargo, hay algo que la medicina convencional no puede evitar: la espera. La espera del diagnóstico, la espera antes de iniciar el tratamiento, o después, cuando aguardas los resultados o las revisiones, puede ser desesperante.

Para mí, quedarme de brazos cruzados no era una opción. Sentí la necesidad de hacer todo lo posible por ayudar a mi cuerpo a curarse, a recuperarse de la cirugía y a soportar mejor los efectos secundarios de la radioterapia y la quimioterapia.

Comprendí que no podía seguir viviendo de la misma manera que antes. Era evidente que mi estilo de vida, aunque yo lo creyera normal, no era el más adecuado para mí.

Pero, empecemos por el principio.

7
Desde el otro lado de la mesa

«A veces podemos pasarnos años sin vivir en absoluto, y de pronto toda nuestra vida se concentra en un solo instante»

Oscar Wilde

ANTES

Yo pensaba que tenía un estilo de vida normal.

En cuanto a mi alimentación, el desayuno solía ser rápido, por falta de tiempo: un zumo de naranja natural y un vaso de leche con galletas y café. Durante la mañana más café y alguna tostada o bollo. Al llegar tarde a casa, preparaba la comida con prisa (y con hambre). Optaba por algo rápido como pasta, pollo o un huevo frito con patatas, siempre con pan blanco (no se comer sin pan). Los fines de semana o cuando tenía más tiempo, preparaba legumbres. Mientras cocinaba, no podía evitar picar unas patatillas o similares. El postre solía ser un yogur o algo de chocolate con el pan que sobraba. La merienda consistía en fruta o un bocadillo. Las cenas eran sencillas, una tortilla, sopa, verduras, o pescado, y un vaso de leche después. Intentaba cenar temprano para evitar el reflujo que muchas noches me torturaba.

Los fines de semana caía alguna cervecilla, helados en verano, churros con chocolate los días de frío y alguna visita ocasional al McRonal o BugerQueen —ya sé que no se escribe así, es por evitar hacer publicidad (o recibir una demanda)—. En definitiva, una dieta bastante parecida a la de la mayoría de la población occidental.

Además de la comida *normal*, tenía el estrés *normal*. Como médico, especialmente con pacientes oncológicos de cabeza y cuello, el estrés puede ser muy elevado. En ocasiones los pacientes están muy graves y tienes que actuar rápido; durante las guardias o en el quirófano se presentan situaciones donde la vida del paciente depende de la rapidez con que actúes. Pero este estrés tan elevado es puntual.

El estrés más peligroso es el otro, el que se infiltra en la rutina y te hace vivir permanentemente en tensión. Me levanto un poco tarde (y con sueño porque me acuesto tarde), estrés. Llevo a los niños al colegio (atasco por el camino), estrés. Llego al trabajo con retraso (más atasco), estrés. En la consulta, me han citado más pacientes de los que puedo (o debo) ver, estrés. Intento atenderlos bien, voy con retraso, los pacientes protestan, más estrés. Empiezo la guardia y ya hay multitud de pacientes esperando en urgencias, estrés.

Este trabajo puede ser profundamente gratificante cuando las cosas salen bien, pero terriblemente duro cuando no es así, sobre todo si tienes empatía y compartes el sufrimiento con el paciente. Sin embargo, el estrés laboral se compensa con la cercanía a los pacientes y el trabajo en equipo.

Pero seguimos con el día. Al volver a casa, el estrés continúa: comer rápido, recoger a los niños, llevarlos a fútbol o a danza, preparar la cena, los baños, acostarlos... y vuelta a empezar. Y así todos los días, con pequeñas variaciones. Y a esta base constante de estrés se le añaden otras capas: la hipoteca, las discusiones, el ruido de los vecinos... y, de vez en cuando, picos de estrés: el coche que no arranca, la lavadora rota o la suegra que viene a pasar unos días. Y lo peor de todo es que hemos normalizado esta situación (no la de la suegra, sino la del estrés).

Por la noche, cuando todos dormían, llegaba mi momento de descanso. Aprovechaba el silencio para estudiar, preparar cirugías o clases, leer, o ver alguna serie (rara vez). Sabía que debía acostarme antes, porque me levantaba con sueño, pero siempre había algo más importante que hacer.

En cuanto al ejercicio ¿ejercicio? Apenas tenía tiempo (ni ganas). Bastante ejercicio había hecho durante el día. Con suerte lograba salir a dar una vuelta en bicicleta o correr por el parque de vez en cuando. Pero al estar delgado, me convencía de que no necesitaba mucho más.

Y esa era mi vida, más o menos. Me consideraba una persona sana, 43 años, delgado, hacía algo de ejercicio (cada vez menos), y comía lo que creía que era una dieta mediterránea. Como muchos, me sentía inmortal, o al menos convencido de que moriría tarde ¿quizá a los 87 años o más? Con unos padres sanos y abuelos que vivieron más allá de los 90 años, la inmortalidad parecía casi garantizada. Sin embargo, en el fondo sabía que la vida que llevaba estaba llena de estrés y hábitos que quizás no eran tan saludables como pensaba. Al mirar hacia atrás, me doy cuenta de que esta aparente normalidad escondía una peligrosa complacencia. Me consideraba sano por mi edad, mi peso y mi supuesta dieta mediterránea, pero en realidad estaba ignorando señales de advertencia importantes.

El golpe, el duro golpe

En una analítica rutinaria me detectaron anemia (y la glucosa alta). Imaginé que la anemia era por un sangrado que tenía desde hacía meses y que atribuía a unas hemorroides. Todo empezaba a encajar. Últimamente estaba más cansado de lo habitual, pero lo achacaba al trabajo, a la falta de descanso... El caso es que me pidieron una cita con el especialista en aparato digestivo.

Al cabo de muchas semanas me mandaron la cita. Mi única preocupación era que me examinaran el culo ¡Con lo pudoroso que soy! Finalmente me solicitaron una colonoscopia (y una gastroscopia, por lo del reflujo). Salí de la consulta y me olvidé del asunto.

Después de algunas semanas, la enfermera encargada de la gestión de los pacientes oncológicos, preocupada por mí, me consiguió una cita para realizar la colonoscopia. A mí la cita me venía mal, tenía trabajo pendiente, estaba ocupado y despreocupado. Pero al final, me hice la colonoscopia.

Lo peor de la colonoscopia es la preparación: dos días antes tienes que estar a dieta y el día de antes tienes que beber un preparado terriblemente desagradable. El caso es que superé esa fase con bastante buen ánimo. Ya en la sala de exploraciones me desnudé y, cubierto con una sabanita, me tumbé. Me cogieron la vía para ponerme la medicación que me iba a dejar adormilado durante el proceso. ¡Qué gran avance la anestesia!

Cuando me desperté, estaba en otra sala, en un estado de placer absoluto, fruto de las drogas —hasta ese momento nunca me había drogado (vida sana), tan solo algo de tabaco cuando salía los fines de semana a beber sin talento—. El informe lo tenía a los pies de la cama. Varias horas después, sobrio, leí detenidamente el informe. Me habían detectado un tumor en el colon, del que tomaron una muestra para analizarla. El resultado final: cáncer de recto (el recto es el tramo final del colon).

Durante las siguientes semanas me realizaron más pruebas y biopsias. En una de estas pruebas me detectaron otra lesión sospechosa en el riñón, que la biopsia confirmó que era otro cáncer. ¡Vaya suerte la mía!

En el comité oncológico decidieron operar primero el colon, seguido de radioterapia y quimioterapia. El cáncer de riñón era menos agresivo y más pequeño, por lo que se optó por vigilar su crecimiento.

Después

Cuando te diagnostican una enfermedad, surgen muchas preguntas: ¿Es grave? ¿Tiene cura? ¿Se va a poder solucionar? En definitiva, ¿me voy a morir?

Pero además de esas preguntas inevitables, hay otras que rara vez nos hacemos: ¿Qué puedo hacer yo para mejorar mis posibilidades de curación? ¿Depende todo solamente de lo que hagan los médicos? Como pacientes, deberíamos asumir nuestra responsabilidad, sobre todo porque somos los principales interesados en nuestra recuperación. También debemos reconocer que algunas enfermedades no tienen cura (al menos por el momento) y que solo se pueden tratar los síntomas, o aliviar.

Por eso, deberíamos considerar la posibilidad de que nosotros también podemos poner algo de nuestra parte (o mucho) para mejorar nuestra salud, y no solo esperar pasivamente. Rezar y rogar ayuda divina está bien, y es necesario, pero no es suficiente. Si Dios pudiera enviarnos un mensaje, sería algo así como: «*Esfuérzate y pon también algo de tu parte, coño*».

Es absolutamente necesario no abandonarnos a nuestra suerte. Debemos hacer lo posible por ayudar a los médicos, a la naturaleza, a Dios y a nosotros mismos. En muchas ocasiones, nuestra contribución será casi tan importante como el tratamiento médico. Además, mantenernos activos en nuestra recuperación nos impide quedarnos paralizados en la autocompasión, lamiéndonos las heridas.

Durante el tratamiento estás ocupado todo el día, los efectos secundarios no te dejan levantarte de la cama, no tienes ganas de nada. Bastante tienes. ¿Qué más quieres que haga? me dirás. Pues hasta el momento no estás haciendo nada, solo sufriendo. Aunque estés recibiendo tratamiento es crucial hacer un esfuerzo adicional. No se trata solo de soportar el sufrimiento, sino de replantearnos el estilo de vida que llevábamos antes. Podemos hacer algunas cosas para que nos encontremos mejor durante el tratamiento y que disminuyan los efectos secundarios.

Muchas enfermedades están relacionadas con nuestro estilo de vida, incluso aquellas con predisposición genética. Nuestro estilo de vida tiene más peso que la genética, así que no le echemos toda la culpa a nuestros genes (aunque nuestro estilo de vida sí que puede cambiar nuestros genes, o al menos cuáles de ellos se expresan, pero no voy a hablar de la epigenética ahora).

El problema es que, muchas veces, no sabemos realmente qué hábitos son perjudiciales para nuestra salud. Escuchamos hablar de la famosa dieta mediterránea y pensamos que, por vivir en un país mediterráneo y usar aceite de oliva, ya la estamos siguiendo. Pero, en realidad, la mayoría de la gente ni siquiera sabe en qué consiste. También nos recomiendan hacer ejercicio, pero pocas veces nos aclaran cuál es el tipo más adecuado de ejercicio ni cuánto deberíamos practicar. Y cuando el estrés nos desborda, apenas sabemos por dónde empezar. Nadie nos lo ha explicado nunca... hasta ahora.

8
Mis propósitos

«La vida es corta: besa despacio, ríe bien alto, ama intensamente y perdona rápido»

Anónimo

Mi vida, como has visto, era más o menos normal hasta que me diagnosticaron el cáncer (bueno, los dos). Hay momentos en la vida en los que todo se detiene de repente, como si hubiese estallado una bomba nuclear a tu lado, te sientes aturdido, como en un sueño (una pesadilla). En mi caso, ese momento llegó el día en que escuché la palabra cáncer asociada a mi nombre. A pesar de ser médico y de haber acompañado a tantos pacientes en su enfermedad, nada te prepara para escuchar ese diagnóstico en primera persona. En un instante, toda la información que antes manejabas desde la distancia profesional se vuelve íntima, urgente, vital.

Al principio todo es desconcierto. Uno se pregunta por qué, busca una explicación, intenta comprender cómo ha llegado hasta ahí. Después llega la fase de las pruebas, los tratamientos, la rutina hospitalaria, los días buenos y los malos. Y, cuando todo termina, aparece un vacío inesperado, un silencio que te obliga a repensar la vida desde otro lugar.

A lo largo de mi enfermedad comprendí que la medicina moderna es imprescindible, pero que no puede hacerlo todo sola. Que el cuerpo y la mente necesitan ser atendidos también fuera del hospital, y que cada uno de nosotros tiene una responsabilidad —y una capacidad— mucho mayores de lo que solemos creer.

BUSCAR LAS CAUSAS: ENTENDER PARA PODER CAMBIAR

Como médico con inquietudes científicas, y en ese momento impulsado por la urgencia de encontrar respuestas, comencé a buscar posibles causas que pudieran explicar por qué había desarrollado un cáncer a una edad temprana. Era inevitable pensar en el estrés, en la genética o simplemente en la suerte —o mala suerte, que muchas veces se nos olvida el papel tan importante que juega la suerte en nuestras vidas—. Pero intuía que debía haber algo más. Sabemos que los genes influyen, pero también que su peso es mucho menor del que solemos imaginar. Por eso, para mí era prioritario identificar qué otros factores podían haberse sumado, sobre todo aquellos que estuvieran a mi alcance modificar.

Al comenzar a leer, investigar y documentarme, descubrí la enorme relevancia que tienen aspectos que solemos subestimar: la alimentación, el ejercicio físico, el descanso, el sueño, e incluso la manera en que afrontamos las emociones. Comprendí que el cuerpo no enferma de repente, sino que se va construyendo un terreno propicio a lo largo de los años, en silencio, a base de pequeñas decisiones cotidianas.

Mi primer paso fue analizar mi estilo de vida, identificar errores y empezar a corregirlos. Este proceso no fue sencillo. Supuso meses de cambios graduales, de aprendizaje constante. A medida que avanzaba en la lectura de nuevos estudios y evidencias, ajustaba mis hábitos, intentando cada día vivir de una forma un poco más coherente con lo que iba descubriendo. Mi formación como médico fue una ventaja: me ayudó a saber dónde buscar información fiable, a distinguir entre datos sólidos y opiniones sin fundamento, y a valorar la calidad de las fuentes. Pero, sobre todo, aprendí que la ciencia es una guía, no una barrera, y que el conocimiento solo cobra sentido cuando se traduce en acciones que nos ayudan a cuidar nuestra salud y nuestra vida.

¿Qué podía hacer mientras estaba en tratamiento?

El otro gran objetivo de mi búsqueda de información era encontrar herramientas que pudieran acompañar al tratamiento—en mi caso, cirugía seguida de radioterapia y quimioterapia—. Desde el principio tuve claro que no quería sustituir ni cuestionar el tratamiento médico. Confiaba plenamente en los profesionales que me estaban atendiendo y no sentía la necesidad de buscar segundas o terceras opiniones. Tampoco estaba dispuesto a probar terapias no contrastadas o experimentales que pudieran interferir con el tratamiento o poner en riesgo su eficacia.

Sin embargo, me surgía una pregunta que creo que muchos pacientes se hacen: ¿hay algo que yo pueda hacer mientras estoy en tratamiento? ¿Existe alguna forma de ayudar a mi cuerpo a tolerarlo mejor, de reducir los efectos secundarios o de fortalecer mi ánimo frente al miedo y la incertidumbre? La respuesta fue un sí rotundo. Descubrí que hay mucho que se puede hacer, y que todas esas pequeñas acciones —alimentarse mejor, descansar, mantenerse activo dentro de las posibilidades, cuidar el ánimo y la mente— no solo sirven para sentirse más fuerte, sino también para recuperar cierta sensación de control en medio del caos.

Entendí que es muy importante implicarse en el propio proceso de curación. Es una forma de participar, de no quedarse de brazos cruzados esperando a que todo pase, sino de acompañar al cuerpo en su lucha con paciencia y esperanza.

Después del tratamiento

El tercer objetivo de mi búsqueda surgió cuando terminé el tratamiento.

Durante meses había vivido con la mente ocupada, con un propósito diario: pruebas, citas, sesiones, medicación... Cada jornada tenía una tarea concreta y una dirección clara. Pero cuando el tratamiento terminó y me dieron la próxima cita para la revisión, apareció una sensación inesperada: el vacío. Ya no había quimioterapia ni radioterapia que cumplir, solo la espera. Y esa espera, a veces, puede ser más difícil de soportar que el propio tratamiento.

Sentí una mezcla de alivio y desamparo. Ya no había una rutina médica que seguir, pero tampoco la certeza de estar curado. En ese silencio surgen las preguntas que más cuesta afrontar: ¿y ahora qué? ¿Habrán funcionado los tratamientos? ¿Volverá la enfermedad? Es un momento en el que muchos pacientes se sienten abandonados, sin guía, porque la medicina —que hasta entonces marcaba cada paso— se detiene y deja un espacio vacío que uno debe aprender a llenar.

Fue entonces cuando comprendí que todo lo que había aprendido durante el proceso tenía, en realidad, su verdadero sentido. Empecé a entender que el tratamiento no había terminado, solo había cambiado de forma. Desde entonces sigo tratando mi cuerpo y mi mente cada día (o lo intento), pero de otra manera: con la alimentación, el ayuno, el ejercicio, el descanso y el control del estrés. No como una rutina impuesta, sino como una manera de vivir. Hoy sé que estos hábitos no sustituyen a la medicina, pero sí la acompañan, ayudando a mantener el equilibrio y la salud. Son mi tratamiento continuo, mi manera de seguir cuidándome y de seguir viviendo con consciencia y gratitud.

Lo que aprendí y quiero compartir

Todo esto que he aprendido —y que antes, como médico, solo conocía de forma parcial— es lo que quiero transmitir a todas las personas que estén atravesando un proceso parecido al mío. Mi experiencia me ha mostrado que hay mucho más que podemos hacer, tanto para prevenir la enfermedad como para acompañar a su tratamiento.

Mediante la nutrición, el ayuno, el ejercicio, el descanso y el control del estrés se pueden prevenir muchas de las enfermedades responsables de la mayoría de muertes en los países desarrollados. Esta frase puede parecer una obviedad o algo que se pasa por alto, pero su importancia es enorme, y por eso quiero repetirlo con otras palabras: **una modificación de los estilos de vida podría salvar millones de vidas cada año**.

Y no solo se trata de prevenir. En muchas ocasiones, cambiar ciertos hábitos puede formar parte del propio tratamiento. Hay personas que logran mejorar —e incluso revertir— enfermedades crónicas simplemente modificando su forma de vivir. La dificultad está en que estos conocimientos, a pesar de su relevancia, siguen siendo poco conocidos, no solo entre la población general, sino también entre muchos profesionales sanitarios.

Por eso siento la responsabilidad de compartirlo. Porque lo que he aprendido desde la experiencia, la ciencia y la vivencia personal, puede servir para que otros comprendan que el cuerpo tiene una enorme capacidad de sanar si le damos las condiciones adecuadas. No se trata de magia ni de falsas promesas, sino de algo mucho más tangible: el compromiso cotidiano de cuidar nuestra salud a través de nuestras decisiones más simples y constantes.

9
Mirar para otro lado

«Una vida sin fumar no vale la pena»

Jean-Paul Sartre

La mayoría de nosotros presentamos lo que se llama *disonancia mental*. Es decir, para justificar nuestras decisiones o nuestras creencias (por absurdas que sean) elaboramos argumentos que las respalden.

Los fumadores, por ejemplo, saben que fumar es malo, pero para evitar el conflicto interno —para no tener que dejarlo— construyen excusas: minimizan su importancia, niegan los efectos nocivos y tratan de racionalizarlo, argumentando, para tranquilizarse, que el peligro es mínimo comparado con otras cosas; alegan que la nicotina quita el estrés, que evita engordar o que es un placer.

También ocurre que muchas de las enfermedades que deberían preocuparnos, simplemente no nos preocupan. La mayoría son enfermedades crónicas que no nos van a matar de forma inminente, así que no les prestamos atención. Nos tomamos alegremente la medicación prescrita, a veces incluso se nos olvida tomarla, pero no buscamos otra forma de resolver el problema. Por ejemplo, la mayoría de los casos de hipertensión arterial, hipercolesterolemia o diabetes tipo 2 podrían evitarse mejorando nuestro estilo de vida.

Pero, claro, vamos a lo fácil. Es mucho más cómodo tomarse unas pastillas. Cambiar el estilo de vida requiere un esfuerzo mucho mayor. Lo podemos ver en este momento con el tratamiento de la obesidad. Numerosos laboratorios están lanzando al mercado fármacos milagrosos que quitan el hambre y prometen adelgazar. Tienen efectos secundarios, son caros, no mejoran realmente nuestra salud porque los malos hábitos persisten. Aun así, preferimos las pastillas (o los pinchazos).

Creo que el ser humano es así. Somos así. No tenemos remedio. Queremos resultados sin esfuerzo, salud sin sacrificio, longevidad sin cambio. Y mientras tanto, seguimos mirando para otro lado.

10
Objetivo de este libro

«La vida es como montar en bicicleta.
Para mantener el equilibrio, debes seguir adelante»

Albert Einstein

Hipócrates es recordado por su visión profundamente preventiva de la medicina. Ponía gran énfasis en la dieta, el ejercicio y el equilibrio en la vida como los pilares de la salud.

Hipócrates, considerado el padre de la medicina preventiva, creía firmemente en la importancia de prevenir las enfermedades en lugar de simplemente tratarlas. Para él, mantener un equilibrio saludable en la dieta, el ejercicio y el cuidado mental era la clave para una vida larga y libre de enfermedades. Consideraba que un estilo de vida saludable podía prevenir muchas enfermedades crónicas, mucho antes de que se manifestaran.

Muchos siglos después, la ciencia moderna ha confirmado gran parte de aquellas intuiciones. Hoy sabemos que una alimentación adecuada, la actividad física regular, un sueño reparador, la gestión del estrés y la estabilidad emocional influyen de manera directa en la prevención y evolución de la mayoría de las enfermedades crónicas.

Este manual nace con ese propósito: recuperar las enseñanzas de Hipócrates y actualizarlas con los descubrimientos científicos más recientes, integrando la medicina tradicional y la evidencia moderna. No se trata de contraponer lo antiguo a lo nuevo, sino de unir la sabiduría de ambos mundos para ofrecer un enfoque realista, humano y completo de la salud.

En esencia, este manual pretende enseñar a prevenir la enfermedad mediante hábitos de vida saludables y tratar las enfermedades cuando ya se han manifestado, utilizando los recursos médicos disponibles junto con cambios en el estilo de vida. Y, en el caso de patologías como el cáncer, prevenir las recaídas, un aspecto al que rara vez se le presta la atención debida.

Demasiadas veces, al terminar un tratamiento oncológico, la recomendación final es simplemente: *«Haga usted su vida normal»*. Pero ¿qué significa realmente eso? ¿Tengo que seguir con el estrés, durmiendo poco y comiendo mal? Este manual busca responder a esa pregunta, mostrando que una vida *normal* puede —y debe— ser una vida más equilibrada, más saludable y, sobre todo, una vida mejor.

«Dar ejemplo no es la principal manera de influir en los demás; es la única manera»

Albert Einstein

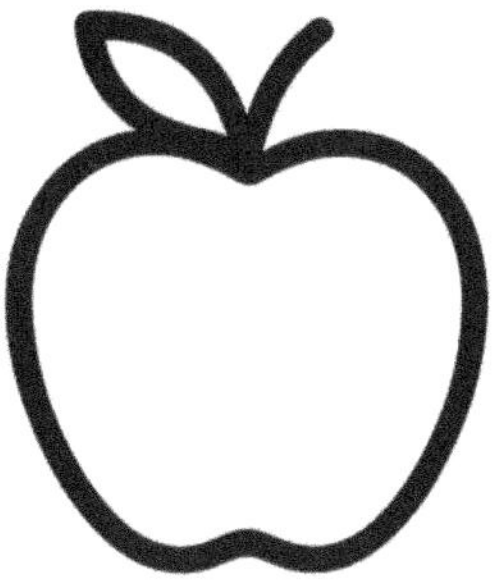

ALIMENTACIÓN

«Que tu alimento sea tu medicina y
que tu medicina sea tu alimento»

Hipócrates

11
La alimentación como medicina

«Cuando la alimentación es mala, la medicina no funciona. Cuando la alimentación es buena, la medicina no es necesaria»

Proverbio ayurveda

Recibir el diagnóstico de una enfermedad grave cambia muchas cosas de un día para otro. Es normal sentir miedo, incertidumbre o enfado. Puede parecer que has perdido el control de tu vida. Pero quiero que sepas algo importante: todavía hay mucho que puedes hacer para ayudar a tu cuerpo a mejorar y a curarse. Uno de esos caminos es la alimentación.

La forma en la que comemos influye mucho más de lo que nos imaginamos en nuestra salud. Lo que ponemos en nuestro plato cada día afecta a cómo vamos a vivir. Una alimentación poco saludable puede aumentar el riesgo de muchas enfermedades, y no solo hablamos de sobrepeso u obesidad, sino también de problemas del corazón, diabetes, hipertensión y algunos tipos de cáncer.

Cada vez comemos más alimentos de origen animal, procesados y refinados, y menos frutas, verduras, legumbres, cereales integrales y frutos secos, que son los que realmente aportan la energía y los nutrientes que nuestro cuerpo necesita para funcionar bien. Está demostrado científicamente que una buena alimentación puede ayudarnos a vivir más y mejor, a sentirnos con más energía y a reducir el riesgo de muchas enfermedades.

Pero una buena alimentación no solo sirve para prevenir, también sirve para curar. Por eso te animo a que leas este capítulo con calma y, poco a poco, vayas poniendo en práctica todo lo que te sea posible.

Uno de los mayores obstáculos para llevar una alimentación saludable es la falta de información clara y fiable. A menudo, no sabemos si lo que escuchamos en los medios es correcto, y la publicidad o los mensajes contradictorios pueden confundirnos sobre qué alimentos son realmente buenos para nuestra salud. Y, aunque los profesionales sanitarios deberían ser quienes nos orienten en estos temas, no siempre cuentan con la formación necesaria en nutrición para hacerlo de la mejor manera.

Por eso, este capítulo tiene un objetivo claro: explicarte, de forma sencilla y práctica, lo que hoy sabemos sobre nutrición y cómo puedes aplicarlo en tu día a día para cuidarte y tratar de curarte, o al menos intentarlo. No te voy a hablar de fórmulas mágicas, ni de tratamientos exóticos. Te voy a hablar de cual debería de ser nuestra alimentación, que ya te adelanto que no es otra que la que hemos tenido hasta hace poco tiempo. Aquí encontrarás herramientas y motivación para introducir cambios que, aunque sean pequeños, pueden marcar una gran diferencia en tu calidad de vida.

La alimentación, cuando es la adecuada, puede ser mucho más que una forma de nutrirnos. En muchos sentidos, la comida puede actuar como una medicina, ayudando a tu cuerpo a afrontar mejor la enfermedad.

12
De qué está hecha la comida

«Somos lo que comemos»

Ludwig Feuerbach

Quizá te preguntes por qué voy a hablarte de la composición de los alimentos. Seguramente preferirías que te dijera directamente qué comer y listo. Sí, sería más sencillo, pero entonces tendría que darte una lista enorme que acabaría por aburrirte, no entenderías el motivo de cada elección y, además, ¿qué pasaría con todo lo que no aparezca en esa lista?

Por eso prefiero explicarte, de forma sencilla, cómo procesa el cuerpo los alimentos. Creo que puede resultar interesante, porque es algo que hacemos varias veces al día, de forma automática. Vamos a ver qué ocurre dentro de nosotros cada vez que comemos. No te preocupes: no será una clase de fisiología. Puede que al simplificar no describa el proceso de la forma más científica posible, pero sí de una manera clara y suficiente para que entiendas cómo funciona tu digestión.

Todos los alimentos están formados por unos elementos básicos llamados nutrientes. Seguro que has oído hablar de ellos. Cuando comemos, nuestro sistema digestivo se encarga de descomponer los alimentos en los distintos nutrientes, que los va a absorber para utilizarlos donde los necesite. Lo que no necesite en el momento de comer lo va a almacenar o a eliminar. Veamos cuales son estos nutrientes en los que se puede descomponer la comida.

Los hidratos de carbono: la gasolina del cuerpo

A los hidratos de carbono también se les llama carbohidratos, glúcidos o, simplemente, azucares. Son la principal fuente de energía para nuestro organismo, como la gasolina que hace funcionar el motor de un coche. Sin ellos, nuestro cerebro, músculos y órganos no podrían trabajar. Los necesitamos para vivir.

Deben constituir entre el 45% y el 65% de lo que comes cada día. Como ves, son el nutriente que más necesitamos y el nutriente que más deberíamos de consumir.

Seguro que piensas que los carbohidratos engordan o que son malos, esa es la fama que tienen, pero no es cierto (no del todo). No todos los hidratos son iguales, y elegir bien cuáles comemos puede marcar una gran diferencia en nuestra salud, sobre todo cuando estamos luchando contra una enfermedad. Esta es la razón principal por la que te quiero hablar de los hidratos de carbono.

Tipos de hidratos de carbono

Existen muchas formas y tamaños de hidratos de carbono, y los alimentos contienen distintas proporciones de ellos: algunos tienen hidratos muy grandes, otros muy pequeños, y también hay alimentos que no contienen hidratos en absoluto.

Cuando comemos un alimento con hidratos de carbono, nuestro intestino se encarga de descomponerlos en fragmentos más pequeños, hasta llegar al más diminuto de todos: la *glucosa*. También existen otras moléculas similares, como la *fructosa* (presente en las frutas) y la *galactosa* (que está en los productos lácteos).

> La lactosa —que seguramente te suena por la conocida intolerancia en algunas personas— está compuesta por glucosa y galactosa, y se encuentra en la leche y sus derivados, además de en algunos alimentos procesados, donde no debería aparecer.

El intestino solo puede absorber esos fragmentos tan pequeños y los envía directamente a la sangre. Sin embargo, el tiempo que tarda en hacerlo depende del tipo de hidrato que hayamos consumido.

A los hidratos más grandes se les conoce como hidratos de carbono **complejos**. Son moléculas más grandes que requieren más tiempo para descomponerse en trozos más pequeños antes de ser absorbidos, por lo que se consideran de absorción lenta. Se encuentran sobre todo en alimentos de origen vegetal como las legumbres, los cereales integrales —avena, arroz integral, pan integral—, las verduras, los boniatos y los frutos secos. Este tipo de hidratos son saludables, ya que al digerirse lentamente hacen que la glucosa pase de forma gradual a la sangre. Así ayudan a mantener estables los niveles de azúcar, proporcionan energía constante y favorecen una mayor sensación de saciedad.

Por el contrario, a los hidratos más pequeños se les conoce como hidratos de carbono **simples.** Son moléculas pequeñas que el cuerpo apenas necesita descomponer, o lo hace muy rápido, por lo que se absorben con facilidad y provocan una entrada casi inmediata de glucosa en la sangre. Se encuentran en alimentos como el azúcar, la miel, los refrescos, la bollería, algunos zumos, el pan blanco o las patatas. Aunque proporcionan energía rápida, también provocan picos de azúcar seguidos de bajones que pueden causar hambre y cansancio. Además, cuando la glucosa entra en grandes cantidades, el cuerpo libera mucha insulina, una respuesta que, si se repite con frecuencia, puede resultar perjudicial para la salud a largo plazo.

Si se libera mucha insulina de golpe se va a meter todo el azúcar dentro de las células, con lo que toda la glucosa desaparece rápidamente de la sangre. Nuestro cuerpo va a detectar que casi no queda glucosa en la sangre. ¿El resultado? Nuestro cerebro manda un mensaje urgente: ¡Tengo hambre! Y claro... vuelves a comer, aunque no lo necesites realmente.

> Con el tiempo, abusar de estos hidratos que se absorben rápidamente puede llevar a que las células dejen de responder bien a la insulina, por lo que no pueden coger la glucosa que circula en la sangre. Es lo que se llama resistencia a la insulina, y está detrás de enfermedades como la diabetes tipo 2.

La mejor opción: hidratos complejos

«Quienes comen más blanco el pan, antes con la tumba dan»
—Refrán popular

Lo ideal es que la glucosa llegue a la sangre poco a poco, y eso se consigue con hidratos grandes (complejos) que son los que el intestino tarda más en descomponer. Están presentes en alimentos como legumbres, verduras, frutas enteras y cereales integrales.

Por ejemplo, una ración de pan blanco y un puñado de garbanzos pueden tener la misma cantidad de hidratos, pero su efecto en el cuerpo es muy diferente. El pan blanco está hecho de hidratos pequeños (simples), que se absorben rápidamente, mientras que los garbanzos tienen hidratos complejos y fibra, lo que hace que la energía se libere lentamente.

Habrás oído hablar del índice glucémico, y si no lo has oído te lo cuento, por si lo oyes. El índice glucémico es la velocidad a la que se absorben los hidratos de los alimentos. Cuando el alimento está compuesto de hidratos pequeños (simples), estos se absorben muy rápido, por lo que se dice que tiene un índice glucémico alto. Cuando el alimento está compuesto por hidratos complejos, el azúcar se absorberá más lentamente y se dice que tiene un índice glucémico bajo.

La carga glucémica es un parámetro más completo y preciso, porque además de medir el tipo de hidratos que tiene un alimento (el índice glucémico) también va a tener en cuenta si el alimento tiene mucha cantidad o poca de esos hidratos, por lo que se puede valorar de manera más precisa el impacto de un alimento sobre los niveles de glucosa en sangre. La sandía, por ejemplo, tiene hidratos simples que se absorben rápido, pero como está compuesta sobre todo por agua, la cantidad total de azúcar por ración es baja.

Alimentos como el vinagre o los cacahuetes pueden ayudar a reducir los picos de glucosa después de las comidas. Tomar un par de cucharadas de vinagre (especialmente de manzana) antes de comer puede ayudar a mejorar el control del azúcar en sangre, en algunos casos con un efecto comparable al de ciertos medicamentos. ¿Alguna vez le has puesto vinagre a las lentejas? Además, tomar vinagre antes de acostarse puede contribuir a reducir los niveles de glucosa en sangre por la mañana.

El papel de la fibra

Seguro que has oído mil veces que la fibra es buenísima y que conviene tomar más... pero quizá aún no tengas del todo claro qué es ni por qué es tan beneficiosa para tu salud.

Pues bien, la fibra es un tipo de hidrato de carbono, y es muy especial porque el cuerpo no la puede digerir ni absorber. Entonces, ¿para qué tomarla si no la aprovechamos como energía? Buena pregunta. La fibra es muy importante tomarla porque ayuda a nuestro cuerpo en muchísimas funciones:

- Los alimentos ricos en fibra nos hacen masticar más, lo que permite que el cerebro reciba antes la señal de «ya estoy lleno». Además, la fibra en el estómago ralentiza su vaciamiento, lo que prolonga la sensación de saciedad.
- Como la fibra no se absorbe y se queda dentro del intestino, cuando llega al final del intestino delgado activa unos receptores que envían una señal al cerebro, diciéndole: *«¡La comida ha llegado hasta aquí, puedes dejar de comer!»* Esto ayuda a controlar el apetito y evita comer en exceso.
- Parte de la glucosa se queda atrapada en la fibra, lo que hace que se absorba más lentamente, ayudando a controlar la glucosa en la sangre. De la misma manera, la grasa y el colesterol se pegan a la fibra, evitando que se absorban por completo y contribuyendo a mantener los niveles de colesterol bajo control.
- La fibra da volumen, y el intestino quiere eliminar todo lo que tenga en su interior, por lo que se va a mover hasta que

la fibra llegue al colon. De esta forma ayuda a que el intestino funcione bien y previene el estreñimiento.
- En el colon la fibra sirve de alimento a la microbiota (ahora te hablo de la microbiota).

Un vaso de zumo de naranja, que se obtiene de 3-4 naranjas, debería aportar las mismas calorías que si comiésemos las naranjas enteras. Sin embargo, esto no es así. El zumo, al estar en forma líquida, pasa rápidamente del estómago al intestino, provocando una absorción rápida de la glucosa y un aumento brusco de los niveles de azúcar y de insulina en sangre. En cambio, comer una naranja entera es distinto: al masticarla más despacio, el estómago retarda su vaciado y parte de la glucosa se une a la fibra, lo que hace que se absorba más lentamente y que la subida de azúcar sea más gradual.

Por todo esto, la fibra se ha usado como tratamiento en el estreñimiento, la diverticulosis, el carcinoma de colon, la diabetes y enfermedades metabólicas de los lípidos, entre otras.

Se piensa que el escaso aporte de fibra en la dieta en los países industrializados es responsable de muchas enfermedades de nuestra civilización, especialmente de la obesidad.

Quizá, uno de los motivos por los que no tomamos fibra sea que no sabemos dónde está, que no sepamos que la fibra se encuentra de manera natural en alimentos como frutas, verduras, avena, legumbres, frutos secos y semillas; y que la carne, el pescado, la leche, los lácteos y los huevos no contiene absolutamente nada de fibra. La fibra forma parte de los componentes estructurales de las plantas, por eso la fibra la encontramos en los vegetales.

El almidón resistente: un gran desconocido con muchos beneficios

El almidón (también llamado fécula) es otro tipo de hidrato de carbono. Las plantas almacenan su energía en forma de almidón, igual que nosotros almacenamos la energía en forma de grasa (de eso hablaremos más adelante). Lo encontramos en cereales —arroz, trigo, maíz—, patatas, legumbres y algunos tubérculos.

Hay dos tipos de almidón. Uno que se digiere rápido, se convierte en glucosa y pasa a la sangre enseguida. Pero existe un tipo especial de almidón llamado resistente, y se llama así porque es resistente a la digestión y llega intacto al colon, es decir, se comporta como la fibra, no se absorbe, se queda en el intestino y alimenta a nuestra microbiota cuando llega al colon.

El almidón resistente está en alimentos como plátanos verdes y legumbres. Pero podemos hacer que el almidón no resistente se transforme en resistente con un truco muy simple. Alimentos como el arroz, la pasta y sobre todo la patata, podemos cocinarlos y luego enfriarlos en la nevera al menos 6 horas (mejor 24 h). De esta forma el almidón que contienen se hace resistente a la digestión. Posteriormente, puedes comerlos fríos o recalentados sin perder sus beneficios.

La patata cocida suele considerarse poco saludable por su alto contenido en azúcar. Sin embargo, si la dejamos enfriar, el almidón que contiene se vuelve resistente a la digestión y la convierte en un alimento muy saludable.

¿Por qué es bueno el almidón? Las razones son muy parecidas a los beneficios de la fibra: ayuda a mantener los niveles de azúcar en sangre más estables, nos da sensación de saciedad y alimenta a la microbiota intestinal.

Si comes un plato de garbanzos, estás ingiriendo hidratos de carbono grandes, fibra y almidón resistente. El cuerpo tarda más en descomponerlos, por lo que el azúcar en sangre sube despacio y la insulina trabaja sin prisas ni excesos. El resultado: más energía sostenida, menos bajones y, gracias a la fibra y al almidón resistente, tu cerebro recibe la señal de «*estoy lleno*».

Microbiota: un ejército microscópico

La microbiota son todos esos microorganismos que viven con nosotros, dentro y fuera de nuestro cuerpo, son buenos para nuestra salud y sin ellos no podríamos vivir. Están por todos sitios, en la piel, en la boca, en el colon... En el intestino grueso (colon) tenemos millones de ellos, los llamamos microbiota intestinal, y su comida favorita es la fibra y el almidón resistente.

La microbiota intestinal cumple muchas funciones esenciales para nuestra salud: protege la mucosa del intestino y produce sustancias que se absorben y actúan en todo el organismo, incluso en el sistema inmunológico. De hecho, la microbiota pesa más que un riñón y es metabólicamente más activa que el hígado. Desempeña un papel clave en la digestión, en la regulación del sistema inmunológico y en el metabolismo energético. Por todo esto, la microbiota intestinal se considera un órgano más, y cuando se desequilibra puede contribuir a la aparición de distintas enfermedades.

Además, la microbiota produce ácidos grasos de cadena corta —como el butirato, el propionato y el acetato— que funcionan casi como hormonas. Actúan a múltiples niveles: ayudan a regular la inmunidad y la inflamación, influyen en el apetito y en la composición de la grasa corporal, y participan en otras funciones metabólicas, como acelerar el metabolismo basal.

Por eso tenemos que cuidarla y mimarla. Nuestra microbiota intestinal está formada por pequeños obreros internos que protegen nuestra salud, producen sustancias vitales y mantienen el equilibrio de nuestro organismo. Tenemos que mantenerlas vivas, y cuantas más sean mejor. Para eso, lo primero que tenemos que hacer es alimentarlas con fibra y almidón resistente.

Para hacerles llegar el alimento al colon, que es donde viven, solo conozco dos caminos. Los dos caminos se han investigado y son igualmente efectivos, aunque uno de ellos es lógicamente el más fisiológico y natural, sobre todo si estas comiendo en un restaurante.

A pesar de los beneficios mencionados, una gran parte de la población tiene una dieta pobre en fibra. Las recomendaciones mínimas son de 25 g de fibra diaria para las mujeres y 38 g para los hombres, aunque estamos evolutivamente diseñados para procesar hasta 100 g de fibra, dado que nuestra dieta ancestral era rica en plantas no procesadas. Sin una ingesta adecuada de fibra, la microbiota del colon no produce estos ácidos grasos, lo que podría estar relacionado con la epidemia de obesidad, enfermedades metabólicas y cáncer.

Los secretos de la caca

La mayoría de la gente no sabe que es la caca. Mucha gente cree que las heces son los restos de comida que el cuerpo no necesita. En realidad, casi todos los nutrientes de los alimentos se absorben. El 75% de lo que expulsamos, de la caca, es microbiota (bacterias intestinales que se van renovando). El otro 25% es fibra y restos que no se han digerido.

El peso y la consistencia de las heces se considera un marcador de nuestra salud. Se considera patológico que la caca pese menos de 100 gramos, y la incidencia de cáncer de colon aumenta significativamente cuando el peso es inferior a 200 gramos. Para evaluar la consistencia, existe incluso una clasificación llamada Escala de Bristol: si las heces son duras y en forma de bolitas, como las de una cabra, eso indica que hay un problema de salud.

También es importante el tiempo que tarda la comida en recorrer todo el tubo digestivo. Si tu dieta incluye muchos vegetales, este proceso suele ser rápido, de uno o dos días. En cambio, con una dieta baja en fibra, puede tardar hasta una semana. ¿Quieres comprobarlo de forma sencilla? Come remolacha y observa cuánto tarda tu caca en salir con color rosa.

El peso, la consistencia y la velocidad con la que las heces pasan de un extremo al otro del tubo digestivo depende de la cantidad y tipo de fibra que consumimos, así como de la salud de nuestra microbiota intestinal. Si alimentamos bien a esta microbiota, las bacterias beneficiosas crecen y se multiplican; y cuando hay demasiadas, el cuerpo las elimina, lo que debería suceder todos los días. Se considera normal ir al baño entre tres veces por semana y tres veces al día: cada cuerpo es diferente. Lo más importante es que el proceso sea regular y sin molestias

Consejos prácticos:

- No elimines los hidratos de tu dieta: son tu energía principal. Solo elige los que te nutren y cuidan.
- Prioriza cereales integrales en vez de refinados.
- Come legumbres varias veces a la semana.
- Come hidratos con fibra para que la absorción de la grasa y el azúcar sea más lenta.
- Recuerda que la fruta entera es mucho mejor que el zumo.
- Experimenta con el truco del almidón resistente: enfría patatas, arroz o pasta antes de comerlos.
- La fibra y el almidón resistente son necesarios para alimentar nuestra microbiota, a la que podemos saludar cada vez que hacemos caca.

Ahora que ya conoces mejor a los hidratos de carbono habrás visto que no todos son iguales. No se trata de evitarlos sino de elegirlos bien. Pero los alimentos, además de estar compuestos de hidratos, contienen otros nutrientes, que también van a influir en la absorción y metabolismo de los hidratos. Nuestro cuerpo también necesita proteínas para construir y reparar tejidos, y grasas para las membranas celulares, las hormonas y la energía a largo plazo. En las siguientes páginas veremos qué papel juegan, dónde encontrarlos y cómo elegirlos para que trabajen a tu favor.

Proteínas: los ladrillos del cuerpo

Si los hidratos de carbono, como hemos visto, son la gasolina que nos da energía, y las proteínas son los ladrillos y el cemento que mantienen en pie nuestro cuerpo. Sirven para construir, reparar y mantener nuestros músculos, huesos, piel, órganos, y también para producir las defensas que nos protegen de enfermedades.

Las proteínas están formadas por estructuras más pequeñas, que se llaman **aminoácidos**. Imagina que los aminoácidos son como piezas de Lego. Tenemos 20 tipos de piezas distintas, y con estas piezas puedes construir cualquier cosa que necesites, con formas y tamaños distintos. Pues esas formas que construyes son las proteínas, y hay miles de tipos distintas. El ser humano usa 20 aminoácidos, de los cuales 9 son esenciales, es decir, que nuestro cuerpo no los puede producir, y los tenemos que tomar obligatoriamente de la dieta.

¿Cuántas proteínas necesitamos?

Tal vez pienses que, cuantas más, mejor. Hoy en día, las proteínas están de moda, están en todas partes y se recomiendan para todo, como si fueran el nutriente más importante y esencial, dando la impresión de que todos necesitamos suplementar nuestra dieta con proteínas. Las proteínas deben representar entre el 10 % y el 35 % de lo que comes cada día, es decir, de la ingesta de calorías total. Tomar un exceso de proteínas no aporta ningún beneficio, todo lo contrario.

La ingesta diaria recomendada de proteínas es de entre 42 y 58 g al día, es decir, unos 0,8 g por cada kilo de peso en adultos sanos y de algo más en mayores de 65 años (1 g por kilo de peso). Sin embargo, esta cifra puede aumentar en situaciones de mayor demanda metabólica, como el crecimiento, el embarazo, la lactancia, la práctica de ejercicio intenso o la recuperación de enfermedades. Actualmente la población consume de 80 a 125 g de proteínas al día. Además, la fuente de estas proteínas ha pasado de ser de origen vegetal a una mayoría de origen animal (más del 70%).

Tipos de proteínas

Hay proteínas que contienen todos los aminoácidos que necesitamos (se llaman completas o de alto valor biológico). A otras proteínas les falta algún aminoácido (se llaman incompletas o de bajo valor biológico).

¿Dónde encontramos las proteínas?

Las proteínas completas se encuentran principalmente en alimentos de origen animal, como la carne, el pescado, los huevos y los productos lácteos.

Las proteínas incompletas se encuentran en fuentes vegetales como las legumbres —lentejas, garbanzos, alubias—, los cereales, los frutos secos y las semillas. Aunque estas proteínas no contienen todos los aminoácidos esenciales, no es un problema, ya que podemos combinar diferentes fuentes de proteína vegetal para complementar todos los aminoácidos necesarios. Esto se ha hecho tradicionalmente en muchas culturas culinarias, en las que se combina el arroz con las habichuelas, o los frijoles con maíz. Por eso, si comes lentejas con arroz, tu cuerpo recibe un perfil de aminoácidos tan completo como si comieras carne o pescado. Algunas plantas como la quinoa o la soja y sus derivados —tofu, tempeh, salsa de soja— contienen todos los aminoácidos esenciales. Además, ten en cuenta que no hay aminoácidos en la carne que el animal no los haya obtenido de las plantas.

¿Cómo funcionan las proteínas?

Durante la digestión, las proteínas se van a ir rompiendo en los distintos aminoácidos que las componen, como la figura de Lego que desmontamos en las distintas piezas. Este proceso se inicia en el estómago y en el intestino delgado.

Los aminoácidos libres son absorbidos en el intestino delgado y pasan a la sangre, desde donde se transportan a los órganos que los necesiten. Allí, se reensamblan para formar nuevas proteínas. En otras palabras, descomponemos las proteínas en aminoácidos para luego volver a ensamblarlos y crear las proteínas que el cuerpo necesite. Es como desarmar una figura de Lego y usar sus piezas para construir otra figura que necesitemos. Los aminoácidos que nos sobran no se pueden almacenar en el organismo y los eliminamos con la orina, aunque algunos se pueden convertir en glucosa o en grasas.

Importancia de las proteínas en el organismo

Las proteínas desempeñan múltiples funciones en el organismo. Son las que forman la estructura de nuestro cuerpo al formar parte de músculos, piel, cabello y tejido conectivo; forman parte de enzimas y hormonas que realizan todas las funciones bioquímicas de nuestro organismo; tienen una función inmunológica porque producen anticuerpos que nos defienden de multitud de enfermedades; transportan sustancias como el oxígeno que va en la sangre.

La ingesta insuficiente de proteínas puede causar pérdida de masa muscular, debilidad, retraso en la cicatrización y alteraciones inmunológicas. Pero un consumo excesivo de proteínas, especialmente de origen animal, como ocurre en algunas dietas hiperproteicas, puede aumentar el trabajo que tiene que realizar el riñón, altera el metabolismo del organismo y se ha relacionado con un incremento del riesgo de cáncer, enfermedades cardiovasculares y osteoporosis.

Restricción de calorías como tratamiento

Numerosos estudios han demostrado que restringir el número de calorías que ingerimos al día, sin llegar a la desnutrición, retrasa el envejecimiento y aumenta la longevidad.

Estudios posteriores han comprobado que el beneficio de la restricción de calorías se debe principalmente a la restricción de las proteínas, y no del resto de nutrientes. Disminuir el aporte de proteínas, y no el de calorías, produce una disminución de la tensión arterial, del colesterol, mejora la función de las mitocondrias, la función inmune, favorece la pérdida de peso, disminuye la resistencia a la insulina, aumenta la salud y la supervivencia.

Pero los estudios han dado un paso más, y se ha visto que el beneficio de reducir la ingesta de proteínas se mantiene cuando se limita el consumo de ciertos aminoácidos específicos.

Uno de esos aminoácidos que han demostrado que su exceso es perjudicial se llama metionina. La metionina se encuentra sobre todo en las proteínas animales. Las proteínas vegetales también tienen metionina, pero diez veces menos. Limitar el consumo de metionina hace que nuestras células vivan más tiempo, y que las células que tienen alguna alteración o daño sean eliminadas, lo que se llama *autofagia*.

La restricción de metionina activa el FGF21 (Fibroblast Grow Factor 21), reduce la inflamación, reduce la formación de radicales libres y el daño oxidativo del ADN. La liberación de FGF21 prolonga la vida, protege contra el cáncer, enfermedades autoinmunes, obesidad y diabetes mellitus. El ejercicio de fuerza y el ayuno prolongado también promueven la liberación de FGF21. El consumo de hidratos complejos, particularmente de legumbres y granos enteros, aumenta también su liberación. Esto se debe a que el almidón resistente es metabolizado en el colon por bacterias, que producen butirato, un ácido grado de cadena corta que promueve la liberación de FGF21.

También se ha visto que disminuir el consumo de proteínas, y sobre todo de metionina, puede reducir el tamaño tumoral en los pacientes con cáncer. Esto ocurre porque favorece que nuestro sistema inmune ataque al tumor. Además, disminuye la liberación de IGF-1 (*Insulin-like growth factor 1*), que está asociada a múltiples enfermedades. Niveles elevados de IGF-1 se han asociado con cáncer, enfermedades cardiovasculares, diabetes mellitus, artritis y deterioro cognitivo. Por tanto, la disminución en el consumo de proteínas, y sobre todo de metionina, reduce los niveles de IGF-1, lo que tiene efectos antienvejecimiento y anticancerígenos.

Cabe destacar que restringir las calorías sin reducir el consumo de proteínas no logra reducir el IGF-1, por eso es muy importante limitar específicamente las proteínas.

¿Y cómo puedo reducir el consumo de metionina? Reducir la ingesta de metionina puede lograrse mediante una dieta baja en proteína animal y aumentando el consumo de proteínas vegetales. También mediante el ayuno, como veremos.

Pero además de la metionina, existen otros aminoácidos que son igualmente perjudiciales: isoleucina, leucina y valina (llamados aminoácidos de cadena ramificada), que han demostrado que su consumo excesivo disminuye la esperanza de vida. Estos aminoácidos están presentes en carne, pescado, huevos y leche, y favorecen la resistencia a la insulina y algunos tipos de cáncer.

Dentro de nuestras células hay un sistema que controla cómo crecemos y nos renovamos. Por un lado está mTOR, que activa la señal de crecimiento y hace que las células aumenten en número y tamaño, algo muy útil cuando estamos creciendo, pero que en la edad adulta, si se activa demasiado, puede impedir que nuestras células se limpien y se reparen correctamente. Los aminoácidos de cadena ramificada activan la enzima mTOR.

Por otro lado está AMPK, que funciona como un sensor de energía: frena el exceso de mTOR y activa la limpieza celular o autofagia, que mantiene las células sanas y fuertes. Podemos estimularla comiendo fibra, vinagre, comino negro, hibisco, y también mediante el ayuno, el ejercicio, la restricción calórica y la metformina. La autofagia puede ser también activada por los ácidos presentes en el café y la espermidina presente en la soja, champiñones y el germen de trigo.

La AMPK también activa unas moléculas llamadas sirtuinas, que protegen el ADN y ayudan a que envejezcamos de manera saludable. Todo esto se ve reforzado por sustancias llamadas STACs —presentes en alimentos como manzanas, cardamomo o el resveratrol—, que ayudan a activar la autofagia, AMPK y las sirtuinas, mientras frenan el exceso de mTOR.

En definitiva, debe haber un equilibrio entre mTOR y AMPK ya que ambas juegan papeles antagónicos en la regulación del crecimiento y la longevidad celular.

Pero no solo el tipo de proteínas que comemos es importante; también lo es la forma en que las cocinamos. Cuando cocinamos a alta temperatura alimentos con alto contenido proteico y grasa —sobre todo de origen animal, y especialmente el pollo—, las proteínas se van a unir a los azucares y van a formar unas sustancias, llamadas productos finales de glicación avanzada (AGEs) que se van a acumular en los tejidos y van a promover la inflamación y el envejecimiento.

Por esta razón se recomienda cocinar la carne a baja temperatura, marinarla previamente y no asociarla con grasa. Sin embargo, algunos AGEs de origen vegetal pueden ser beneficiosos, como la melanoidina presente en el café.

No obstante, para obtener todos los beneficios que te he mencionado antes, no es necesaria una restricción proteica extrema; bastaría con consumir las cantidades diarias recomendadas y, a ser posible, que el origen de las proteínas sea vegetal. Este tipo de alimentación lo podemos encontrar en la dieta mediterránea tradicional y la dieta Okinawa, donde el consumo de productos de origen animal supone menos del 1%, o de la dieta de los miembros de la comunidad adventista de Loma Linda, California, donde las proteínas son de origen completamente vegetal.

A pesar de todo, tendemos a comer cada vez más proteínas, hasta cuatro veces más la cantidad de proteína recomendada, y además de origen animal. Hay una idea generalizada de que consumir muchas proteínas es saludable y necesario, sobre todo en deportistas. En los supermercados encontramos cada vez más productos que anuncian su alto contenido en proteínas, o que están suplementados con proteínas.

LAS GRASAS: MUCHO MÁS QUE ENERGÍA

Cuando se menciona la palabra grasas, muchas personas piensan automáticamente en ganar peso. Pero las grasas son mucho más que eso. Las grasas son uno de los nutrientes más importantes para nuestra salud.

Las grasas —también conocidas como lípidos— desempeñan múltiples funciones en el organismo: ayudan a absorber ciertas vitaminas, forman parte de las membranas celulares, participan en la producción de hormonas, son esenciales para el buen funcionamiento del sistema nervioso y, por lo que son comúnmente conocidas, actúan como reserva de energía. Lo ideal es que representen entre un 20 y un 35 % de las calorías que comemos al día.

Ahora bien, no todas las grasas son iguales ni actúan de la misma manera en nuestro cuerpo. Veámoslo.

Tipos de grasas

Te voy a hablar de algunos tipos de grasas, no porque sea muy importante para saber que alimentos hay que tomar, sino para que entiendas algunos términos que se usan frecuentemente.

Los **ácidos grasos** son el componente principal de la mayoría de las grasas, y hay varios tipos:

- **Grasas saturadas**: Están en alimentos de origen animal como la carne, la mantequilla, los lácteos enteros y en algunos aceites vegetales como el de coco o palma. Tomadas en exceso se relacionan con mayor riesgo de enfermedades.

- **Grasas insaturadas**: Se encuentran en aceites vegetales, frutos secos, aguacates y pescados. Hay dos subtipos:
  - **Monoinsaturadas**: como el ácido oleico del aceite de oliva, el aguacate o las almendras. Estas grasas son protectoras, ayudan a cuidar el corazón.
  - **Poliinsaturadas**: son los famosos **omega-6** y **omega-3**. Nuestro cuerpo no los puede fabricar, así que tenemos que obtenerlos con la alimentación.
    - El **omega-6** lo encontramos en el aceite de girasol, maíz o soja, en cacahuetes y en la carne. Es necesario para el correcto funcionamiento de nuestro organismo, pero si lo tomamos en exceso y sin equilibrarlo con omega-3, favorece procesos inflamatorios.
    - El **omega-3**, en cambio, tiene un papel antiinflamatorio y protector. Está en el pescado azul, las nueces, la chía, el lino y algunas algas.

Triglicéridos: son la forma en la que almacenamos la grasa. Nuestros michelines están repletos de triglicéridos. Cuando comemos más grasa de la que gastamos, se guarda en forma de triglicéridos dentro del tejido adiposo. Si los niveles en sangre suben demasiado —solemos decir que tenemos los triglicéridos altos—, se asocia con problemas como pancreatitis o mayor riesgo cardiovascular.

Colesterol: aunque suele tener mala fama, el colesterol es fundamental para el buen funcionamiento del organismo. Forma parte de nuestras células y es la materia prima para fabricar hormonas, vitamina D o sales biliares. El problema viene cuando se transporta en exceso por la sangre en forma de LDL (conocido como colesterol *malo*), porque puede acumularse en las arterias. En cambio, el

HDL (colesterol *bueno*) ayuda a llevarlo de vuelta al hígado para eliminarlo.

Grasas trans: aquí no hay medias tintas, son todas dañinas. Se generan sobre todo en procesos industriales, cuando se endurecen aceites vegetales para hacer margarinas o bollería. Este tipo de grasa se encuentra en muchos alimentos, envasados o procesados —fritos y rebozados, manteca y margarina, pasteles, tartas, galletas comerciales, masa refrigerada—.

La mayoría de las grasas trans son fabricadas artificialmente y provienen de los alimentos procesados, pero también podemos encontrar grasas trans naturales en la carne y los productos lácteos, que son tan dañinas como las grasas trans de producción industrial.

> Existen otros tipos de lípidos, como los fosfolípidos, glucolípidos y los esfingolípidos, que forman parte de las estructuras de las membranas celulares; los terpenos, entre los que se encuentran las vitaminas liposolubles A, D, E y K; y los eicosanoides, compuestos de gran interés por su función reguladora celular, como las prostaglandinas, prostaciclinas, leucotrienos y tromboxanos.

Todo lo que las grasas hacen en nuestro cuerpo

La digestión de las grasas ocurre sobre todo en el intestino delgado. Allí la bilis (producida por el hígado) ayuda a romperlas para que las enzimas puedan descomponerlas. Una vez divididas y separadas atraviesan la pared intestinal y viajan por la sangre.

El cuerpo utiliza los ácidos grasos como fuente de energía cuando no dispone de glucosa. Si no los necesita en ese momento, los almacena como reserva en el tejido adiposo. Las grasas son el mayor almacén de energía que tenemos, y el cuerpo ha optado por almacenar la energía en forma de grasa porque es el nutriente que más energía proporciona, aportan 9 kcal por gramo, más del doble que las proteínas o los hidratos.

Además de aportarnos energía, las grasas cumplen otros papeles clave: ayudan a absorber vitaminas, protegen los órganos, nos aíslan del frío, forman parte de las membranas celulares y participan en la producción de hormonas y moléculas que regulan procesos inflamatorios.

Las grasas: ¿enemigas o amigas?

No todas las grasas se comportan igual en nuestro cuerpo. Las grasas mono y poliinsaturadas —aceite de oliva, pescado, frutos secos— favorecen un metabolismo más activo, ayudan a controlar el peso y reducen el riesgo de enfermedades.

Pero las grasas saturadas y las grasas trans son otra historia. En exceso, aumentan la inflamación, elevan el colesterol malo y favorecen problemas como la resistencia a la insulina, diabetes, aterosclerosis o enfermedades cardiovasculares.

Un ejemplo concreto es el ácido palmítico, una grasa saturada presente en muchas carnes y lácteos. Se ha visto que favorece el crecimiento celular descontrolado, aumentando el riesgo de cáncer y contribuyendo al envejecimiento celular acelerado. También aumenta la inflamación y puede alterar la barrera intestinal (aumenta la permeabilidad intestinal), permitiendo que ciertas sustancias tóxicas pasen del intestino al interior del organismo. Además, cuando se cocinan las grasas animales a altas temperaturas, se forman compuestos llamados AGEs (ya los vimos cuando hablamos de las proteínas), que aceleran el envejecimiento y dañan proteínas, lípidos y el ADN.

Por tanto, las grasas no son el enemigo, de hecho, son imprescindibles para vivir, pensar, movernos y mantener nuestras células en equilibrio. La clave está en priorizar las insaturadas —aceite de oliva, aguacate, frutos secos, semillas, pescado— y reducir al mínimo las saturadas y, sobre todo, evitar las trans. Una tostada de pan integral con aceite de oliva no tiene nada que ver con la bollería industrial. Un puñado de nueces no se comporta en tu cuerpo igual que una hamburguesa con queso.

LAS VITAMINAS: PEQUEÑAS PERO MATONAS

Las vitaminas no dan energía (como los hidratos o las grasas), pero sin ellas nuestro cuerpo no podría fabricar hormonas, formar glóbulos rojos, defenderse de infecciones o reparar tejidos.

El cuerpo no las puede producir por sí mismo en cantidades suficientes (a excepción de la vitamina D), por lo que tenemos que obtenerlas de la dieta.

Hay dos tipos de vitaminas:

Vitaminas que se disuelven en agua (hidrosolubles)

Nuestro cuerpo no las almacena en grandes cantidades, por lo que necesitamos consumirlas de manera regular. Si sobran, simplemente las eliminamos por la orina. A este grupo pertenecen las vitaminas del grupo B y la vitamina C.

De todas las vitaminas del grupo B hay que destacar la **vitamina B12** (cobalamina). Sin B12 no fabricamos glóbulos rojos y nuestro sistema nervioso no funciona bien. Y lo más importante que hay que señalar es que solo está en alimentos de origen animal (carne, pescado, huevos, lácteos), por eso las personas veganas necesitan suplementos o alimentos enriquecidos. Te hablaré más de la vitamina B 12 cuando hablemos de la carne.

La **vitamina C** (ácido ascórbico) es un importante antioxidante y ayuda a absorber mejor el hierro de los vegetales. Está en cítricos, kiwis, fresas, pimientos y brócoli.

Vitaminas que se disuelven en grasa (liposolubles)

Se almacenan en el hígado y en el tejido graso, por eso no hace falta tomarlas todos los días. Pero ojo, un exceso puede acumularse y ser tóxico. Esta es una de las razones por lo que no es recomendable tomar suplementos vitamínicos por nuestra cuenta.

Vitamina D: Más que una vitamina, actúa como una hormona. Es esencial para absorber el calcio y mantener huesos y músculos fuertes. La principal fuente no es la comida, sino el sol. Con exponer al sol un cuarto del cuerpo unos 20 minutos al día ya deberíamos tener suficiente. El problema es que el 80 % de la población no alcanza los niveles adecuados, sobre todo por pasar poco tiempo al aire libre. En esos casos se recomienda un aporte extra (suplementos de unas 800 UI al día). La vitamina D también está en el pescado azul, huevos, lácteos, setas y por supuesto, en alimentos fortificados con vitamina D.

Vitamina A: Clave para la visión, la piel y las defensas. Está en zanahorias, batatas, espinacas y también en el hígado (sí, la típica relación zanahoria-vista no es un mito).

Vitamina E: Es un potente antioxidante, protege las células del daño causado por los radicales libres —esas moléculas que aceleran el envejecimiento—. Está en aceites vegetales, frutos secos, semillas y espinacas.

Vitamina K: Es imprescindible para que la sangre coagule bien y mantener los huesos fuertes. Sus mejores fuentes son los vegetales de hoja verde, el brócoli y el aceite de oliva.

Como puedes sospechar, un déficit en alguna de las vitaminas puede traducirse en cansancio, defensas bajas, problemas en la piel, anemia o huesos frágiles. La buena noticia es que, con una alimentación variada y rica en frutas, verduras, legumbres, frutos secos y un poco de sol, la mayoría de las necesidades están cubiertas.

Y recuerda, no se trata de tomar pastillas o complejos multivitamínicos por si acaso, sino de aprender a elegir alimentos que realmente te nutran. Tu cuerpo siempre preferirá obtener las vitaminas de una ensalada fresca, un pescado al horno o un plato de legumbres en lugar de un comprimido. Las vitaminas que provienen de los alimentos no solo van acompañadas de otros nutrientes importantes, sino también de compuestos que ayudan a su correcta absorción. Además, es importante saber que el exceso de vitaminas hidrosolubles se elimina a través de la orina, mientras que el exceso de vitaminas liposolubles puede acumularse en el organismo y llegar a ser tóxico.

Los minerales: la base invisible que lo sostiene todo

Los minerales son componentes naturales de la tierra que no fabricamos, sino que obtenemos del suelo y del agua a través de los alimentos. Sin ellos, funciones básicas como respirar, mover los músculos, mantener el corazón latiendo o formar huesos fuertes serían imposibles.

Algunos minerales los necesitamos en mayor cantidad (macrominerales) y otros los necesitamos en dosis mucho más pequeñas (microminerales u oligoelementos), pero eso no significa que sean menos importantes.

Macrominerales

Calcio: Es el rey de los minerales, el ladrillo con el que construimos huesos y dientes. También interviene en la contracción muscular y en la coagulación de la sangre. Se encuentra en lácteos, pero también en el tofu, el brócoli o las almendras.

Fósforo: Va de la mano del calcio en la formación de huesos y dientes, y además participa en la producción de energía. Lo encontramos en carnes, pescados, lácteos y frutos secos.

Potasio: Es el encargado de mantener el equilibrio de líquidos y de que músculos y nervios funcionen correctamente. Se asocia siempre al plátano, pero en realidad hay más potasio en las legumbres, las verduras o los boniatos.

Magnesio: Otro mineral multitarea, que regula la contracción muscular, la función nerviosa y participa en la síntesis de proteínas. Está en frutos secos, legumbres, cereales integrales y espinacas.

Sodio y cloro: Ambos trabajan juntos para regular el volumen de líquidos del cuerpo y forman parte del ácido gástrico que ayuda a digerir los alimentos. El problema es que solemos consumirlos en exceso a través de la sal.

Azufre: Aunque suene raro, también lo necesitamos. Forma parte de muchas proteínas y de algunas vitaminas esenciales.

Microminerales u oligoelementos

Hierro: Es el mineral protagonista porque forma parte de la hemoglobina, que es la proteína que se encarga de transportar el oxígeno en la sangre. Cuando hay falta de hierro tenemos anemia, cansancio y falta de energía. En los alimentos podemos encontrar dos tipos de hierro:

- El **hierro hemo**, que se encuentra en la carne y el pescado, es el tipo de hierro que nuestro cuerpo aprovecha mejor, con una absorción de hasta un 25 %. Sin embargo, tiene un inconveniente: puede favorecer la oxidación en el organismo. Además, nuestro cuerpo no tiene una manera natural de eliminar el exceso de hierro hemo. Una forma de reducirlo es mediante la donación de sangre, que además de ayudar a otros, puede disminuir los niveles de hierro y reducir el estrés oxidativo en nuestro cuerpo.
- El **hierro no hemo**, presente en verduras de hoja verde, legumbres o frutos secos, se absorbe peor (alrededor del 10 %), pero nuestro intestino regula su entrada según lo que necesite, evitando la sobrecarga. La buena noticia es que si lo acompañamos de vitamina C (por ejemplo, unas lentejas con pimientos o con un postre de naranja o kiwi) su absorción puede multiplicarse por seis. Pero hay que tener en cuenta que el calcio, el té y el café reducen su absorción. Los fitatos, presentes en semillas, cereales, legumbres y frutos secos también limitan su absorción.

Zinc: Fundamental para las defensas, la cicatrización y la síntesis de proteínas. Está en carnes, mariscos, legumbres y frutos secos.

Yodo: Sin yodo no hay hormonas tiroideas, esas que regulan el metabolismo. La fuente más segura es la sal yodada, además del pescado y los lácteos.

Selenio: Es un potente antioxidante, protege nuestras células del estrés oxidativo. Se encuentra en nueces de Brasil, mariscos, carnes y cereales.

Cobre: Participa en la formación de glóbulos rojos, enzimáticas y en el mantenimiento del sistema nervioso. Está en mariscos, hígado, frutos secos y cereales integrales.

Flúor: Refuerza dientes y huesos. Su déficit aumenta el riesgo de caries.

Cromo: Ayuda a que la insulina trabaje mejor y a regular la glucosa en sangre. Está en carnes, pescados y cereales integrales.

Otros como manganeso, molibdeno, níquel, silicio, vanadio o cobalto también participan en diferentes funciones, aunque en cantidades diminutas.

Los minerales son como el andamiaje invisible que sostiene nuestro cuerpo y permite que todo funcione en equilibrio.

Lo curioso es que un déficit o un exceso puede ser igual de dañino. Demasiado sodio eleva la tensión, muy poco potasio afecta al corazón; la falta de hierro produce anemia, pero su exceso daña las células.

La mejor estrategia es sencilla: una dieta variada, con muchas verduras, legumbres, frutos secos, cereales integrales, y un consumo moderado de carnes y pescados. Esa es la forma más natural de cubrir todas las necesidades sin caer en excesos.

LOS FITOQUÍMICOS: LOS SUPERPODERES OCULTOS DE LAS PLANTAS

Además de vitaminas, minerales y fibra, los vegetales esconden un tesoro menos conocido: los **fitoquímicos**. Estos compuestos son producidos por las plantas como una defensa natural contra agresiones externas, como insectos, bacterias, hongos o incluso el sol. Lo interesante es que, cuando los consumimos, esos mismos fitoquímicos también nos protegen a nosotros.

No aportan calorías ni construyen tejidos como las proteínas o los minerales. Sin embargo, tienen efectos muy potentes en nuestra salud. Muchos funcionan como antioxidantes, es decir, ayudan a neutralizar los radicales libres que dañan nuestras células. Otros tienen efectos antiinflamatorios, antisépticos, anticancerígenos o cardioprotectores, e incluso refuerzan el sistema inmunitario. También pueden intervenir en la regulación de enzimas y proteínas, contribuyendo a que el organismo trabaje de manera más eficiente. Son como pequeños guardianes que actúan a distintos niveles para mantenernos sanos y reducir el riesgo de enfermedades como el cáncer, cardiopatías o incluso el asma.

Se han identificado más de 5.000 fitoquímicos distintos, aunque solo conocemos en detalle un pequeño grupo. Se agrupan en diferentes familias —como carotenoides, polifenoles, terpenos, saponinas u organosulfurados—. Cada color esconde diferentes fitoquímicos y beneficios:

- Los rojos —como el tomate o la sandía— son ricos en licopeno, un protector cardiovascular y que ayuda a reducir el riesgo de ciertos cánceres.
- Los tonos amarillos y naranjas —como en la zanahoria o la calabaza— se deben al betacaroteno, que nuestro cuerpo transforma en vitamina A.

- Los verdes —como el brócoli, la col o las espinacas— contienen gran cantidad de clorofila y aportan compuestos azufrados con acción desintoxicante y anticancerígena.
- Los morados y azules —como los arándanos o la berenjena— contienen antocianinas, que son antioxidantes que protegen el cerebro y el corazón.

Los fitoquímicos son una de las razones por las que comer más fruta y verdura es una verdadera receta de salud. La clave está en la variedad de colores de los alimentos vegetales. Cuantos más colores pongamos en el plato, mayor arsenal de defensas naturales estaremos incorporando a nuestro cuerpo.

13
Clasificación de los alimentos

«La comida es nuestra conexión más directa con la naturaleza»

Alice Waters

Pensar en términos de nutrientes no tiene una aplicación práctica, porque no tomamos estos compuestos de forma aislada, sino que los tomamos en forma de alimento.

Los alimentos se pueden clasificar de diversas maneras, pero una forma que nos puede ayudar a elegirlos es en función de su origen.

***Alimentos de origen animal*:** Estos incluyen carnes, pescados, huevos, lácteos y otros productos derivados de los animales. Son ricos en proteínas, grasas saturadas, hierro hemo y vitamina B12. Sin embargo, el consumo excesivo de algunos de estos alimentos puede estar asociado con riesgos para la salud, como enfermedades cardiovasculares y cáncer.

***Alimentos de origen vegetal*:** Frutas, verduras, legumbres, frutos secos, semillas y cereales son algunos ejemplos de alimentos vegetales. Son fundamentales en una dieta equilibrada, porque son ricos en fibra, antioxidantes, vitaminas y minerales. Además, las proteínas vegetales pueden cubrir las necesidades nutricionales cuando se combinan adecuadamente.

***Alimentos minerales*:** El agua y los minerales son esenciales para el funcionamiento del cuerpo, ya que participan en diversos procesos fisiológicos como la regulación de la temperatura corporal o el transporte de nutrientes.

Otra forma de clasificar los alimentos puede ser según su grado de procesamiento.

14
Procesamiento de los alimentos

«No confundamos lo que es natural con lo que es habitual»

Gandhi

La forma en que un alimento ha sido tratado antes de llegar a nuestro plato tiene un impacto directo en su valor nutricional y en cómo influye en nuestra salud. Por eso, muchas veces no solo importa qué comemos, sino también cómo ha sido procesado ese alimento.

Podemos dividir los alimentos en distintos grupos según el nivel de transformación que sufre antes de llegar a nosotros:

- **Alimentos no procesados, comida real o *real food*:** Son aquellos alimentos que se consumen tal y como se obtienen de la naturaleza, sin pasar por ningún tipo de tratamiento. Alimentos no procesados son las frutas, verduras, carnes frescas, pescados o legumbres. Son los que conservan mejor sus nutrientes y, por lo tanto, los que más beneficios aportan a la salud.
- **Alimentos mínimamente procesados:** Son aquellos que han pasado por algún procedimiento simple para que duren más o sean más seguros, como el lavado, la congelación, la pasteurización o el secado. Por ejemplo, las verduras congeladas o los frutos secos sin sal. Aunque han sido procesados, mantienen prácticamente todas sus propiedades nutricionales.
- **Alimentos procesados:** Se trata de productos que han sido modificados parcialmente y, en muchos casos, con la adición de ingredientes como sal, azúcar o aceites. Algunos ejemplos son las verduras enlatadas, el pan integral, los quesos curados o los yogures naturales. No todos son

malos, de hecho, algunos como el aceite de oliva o el pan integral se consideran procesados saludables.

- **Alimentos ultraprocesados:** Este grupo incluye productos industriales que llevan ingredientes que no solemos tener en casa, como aditivos, colorantes, conservantes o edulcorantes artificiales. A este grupo pertenecen los refrescos, galletas, snacks, comida rápida o platos precocinados. Suelen tener gran cantidad de azúcar, grasas poco saludables y sal. Son los que mayor impacto negativo tienen sobre nuestra salud.

¿Por qué nos atraen tanto los ultraprocesados?

«Dime qué comes y te diré quién eres»
—Jean A. Brillat-Savarin

El ser humano siente atracción por la sal, el azúcar y la grasa. La industria alimentaria lo sabe, y se aprovecha.

Los ultraprocesados están diseñados para resultar irresistibles, con el objetivo de que compremos más. Para lograrlo, utilizan ingredientes baratos pero muy sabrosos, como azúcares refinados, grasas de baja calidad y aditivos. Además, los fabricantes destinan gran parte de su presupuesto, no al alimento, sino a envases llamativos y campañas de marketing, muchas veces dirigidas a niños y adolescentes.

El problema es que estos productos activan en el cerebro los mismos circuitos de recompensa que algunas drogas. Azúcar, grasa y sal actúan juntos para generar placer y reforzar la necesidad de repetir el consumo. La combinación de azúcar con grasa es especialmente adictiva. No es casualidad que helados, galletas o bollería tengan esta mezcla perfecta para engancharnos.

Algunos ultraprocesados incluso llevan cafeína, precisamente porque es adictiva y refuerza la conducta de consumo. Por eso podemos encontrarla en refrescos, caramelos e incluso snacks.

CONSECUENCIAS DEL CONSUMO EXCESIVO

Comer muchos ultraprocesados está relacionado con un mayor riesgo de obesidad, diabetes, enfermedades cardiovasculares y algunos tipos de cáncer.

Por el contrario, una alimentación basada en alimentos frescos o mínimamente procesados es clave para prevenir enfermedades y mantenernos sanos a largo plazo.

CÓMO IDENTIFICAR MEJOR LOS ALIMENTOS

Existen varios sistemas para clasificar la calidad de los alimentos, pero no todos resultan útiles o fáciles de interpretar. Por ejemplo, el NutriScore —uno de los más conocidos— puede dar una mala calificación a productos saludables como el aceite de oliva, lo que genera confusión y puede llevar a decisiones equivocadas.

También existen muchas Apps que pueden ayudarnos, pero una forma más clara y sencilla de clasificar los alimentos es el sistema del semáforo:

- **Verde**: alimentos de origen vegetal sin procesar.
- **Naranja**: alimentos vegetales procesados y alimentos de origen animal sin procesar.
- **Rojo**: alimentos vegetales muy procesados y alimentos de origen animal procesados.

Pero, como hemos visto antes, el consumo de productos de origen animal no es la mejor idea si estás tratando de solucionar un proceso oncológico o una enfermedad grave.

Algunas estrategias son:

- Prioriza el consumo de frutas enteras, verduras frescas y legumbres.
- Evita productos con listas de ingredientes largas y llenas de aditivos.

- Combina las legumbres con cereales integrales, por ejemplo, arroz con habichuelas.
- Aumenta el almidón resistente, por ejemplo, enfriando las patatas cocidas antes de comerlas.

15
Qué comer

«Si viene de una planta, cómelo.
Si lo fabrican en una planta, no te lo comas»

M. Pollan

El objetivo de este capítulo no es hacer una lista interminable de alimentos y sus beneficios o perjuicios —para eso ya existen manuales y guías muy completas—. Lo que quiero es señalar algunos puntos que pueden resultarte especialmente interesantes y, en algunos casos, poco conocidos. También quiero despertar tu curiosidad para que sigas investigando por tu cuenta y te animes a probar cambios en tu alimentación.

ALIMENTOS DE ORIGEN VEGETAL

«Deberías comer fruta y verdura como si te fuera la vida en ello.
Es muy probable que así sea»
—Michael Greger

Los vegetales son una excelente fuente de fibra, vitaminas y minerales esenciales, además contienen compuestos bioactivos como polifenoles, glucosinolatos y carotenoides (los fitoquímicos de los que ya te he hablado). Estos compuestos son conocidos por sus propiedades antioxidantes y antiinflamatorias. De hecho, algunos estudios han demostrado su efecto protector frente a ciertos tumores, y no solo protector, también con efectos curativos.

Lo curioso es que más de la mitad de los principios activos que se usan en los medicamentos provienen de las plantas. Como las plantas no pueden moverse, han desarrollado mecanismos de defensa bioquímica frente a plagas, depredadores o condiciones adversas. Esos compuestos, cuando los consumimos, también ejercen efectos protectores en nosotros.

Los colores de frutas y verduras no están ahí por azar, nos indican que están cargados de fitoquímicos. Cada color indica una variedad distinta de fitoquímicos. Por eso se recomienda comer el arcoíris. Cuantos más colores pongas en el plato, más variedad de nutrientes y compuestos protectores estarás incorporando (sé que me repito, pero creo que es importante).

Los beneficios de la fruta y la verdura no se quedan en la teoría. Está demostrado que reducen el riesgo de morir por cualquier causa, así como de padecer enfermedad coronaria, accidente cerebrovascular o enfermedades crónicas. También se asocia con menor incidencia de ciertos tipos de cáncer, como el colorrectal y el de mama. Y ojo, estos beneficios no solo sirven para prevenir enfermedades, sino que también ayudan a las personas que ya las padecen.

Y hay algo más, no solo mejoramos por dentro, también por fuera. Una dieta rica en frutas y verduras mejora la calidad de la piel y el aspecto físico en general.

No obstante, no basta con promover el aumento del consumo de alimentos saludables. El verdadero reto está en reducir el exceso de productos ultraprocesados y de baja calidad nutricional, que son los que más abundan en la dieta actual.

Verduras y hortalizas

Comer verduras y hortalizas de forma habitual debería ser una prioridad en cualquier dieta saludable. No solo importa la cantidad, también la variedad y la estacionalidad. Cada vegetal tiene un perfil distinto de nutrientes y compuestos bioactivos que nuestro cuerpo aprovecha de diferentes maneras. Muchos de estos fitonutrientes actúan directamente sobre receptores y proteínas en nuestro organismo, lo que explica por qué una alimentación vegetal variada es tan beneficiosa.

Aunque no hay una clasificación oficial de superalimentos, algunas verduras se ganan ese título por méritos propios. El brócoli, las coles de Bruselas o el ajo, por ejemplo, concentran un arsenal de compuestos que la ciencia ha estudiado a fondo.

Verduras crucíferas:

Dentro de este grupo están el brócoli, la coliflor, la col, la col rizada y las coles de Bruselas. Son bajas en azúcares y almidón, pero ricas en vitaminas y en otros compuestos aún más importantes. Al cortar o masticar estas verduras se forman sustancias como el sulforafano, un auténtico tesoro natural.

El sulforafano ha demostrado tener un espectro de beneficios impresionante: protege el ADN, reduce la metástasis en ciertos cánceres, disminuye el riesgo de linfoma y de tumores de mama y próstata, protege el sistema nervioso y la visión, mejora la rinitis alérgica, ayuda en la diabetes tipo 2 e incluso se ha usado en terapias de apoyo en casos de autismo. ¿Conoces algún medicamento que pueda presumir de tanto, con un coste tan bajo?

Para aprovechar bien el sulforafano conviene trocear estas verduras al menos 40 minutos antes de cocinarlas, o bien combinarlas con vegetales crudos o con alimentos como la mostaza, el rábano picante o el wasabi (ricos en esa enzima activadora). Y un detalle a tener en cuenta es que estas sustancias se destruyen en gran parte con la cocción.

Verduras de hoja verde:

Espinacas, acelgas, rúcula, lechuga o kale son de lo más saludable que podemos poner en el plato. Se asocian a un menor riesgo de infarto e ictus, en parte gracias a su riqueza en clorofila, el pigmento verde que, además de antioxidante, ayuda a regenerar la coenzima Q10, una molécula clave para la energía de nuestras células. Cuanto más oscuro sea el verde de la hoja, más cargada estará de vitaminas, minerales y fitoquímicos.

Estos nutrientes se absorben mejor si están acompañados de grasas, por lo que un truco para aprovechar al máximo sus nutrientes es acompañarlas con grasas saludables: un buen chorro de aceite de oliva virgen extra, aguacate o un puñado de frutos secos.

Eso sí, algunas verduras de hoja verde —especialmente las espinacas y acelgas— son ricas en oxalatos, que en personas con riesgo de cálculos renales conviene moderar. Y su alto contenido en vitamina K puede interferir con medicamentos anticoagulantes como la Warfarina.

Familia Allium:

«El ajo es a la salud lo que el perfume a la rosa»
—Proverbio provenzal

Ajo, cebolla y puerro pertenecen a la familia *Allium* y han sido muy estudiados por su potencial anticancerígeno.

El ajo, por ejemplo, ha demostrado en el laboratorio tener la capacidad de destruir células de cáncer de mama, un efecto que también se ha visto con la coliflor, las coles de Bruselas, la cebolleta y el puerro.

Curiosamente, el olor a ajo en el aliento aparece porque los compuestos activos pasan a la sangre y se expulsan a través de los pulmones, con la respiración. Por eso se ha usado como apoyo en casos de neumonía.

Y un detalle, las cebollas rojas concentran más antioxidantes que las blancas, algo que suele cumplirse en general con el color de los alimentos: cuanto más intenso, más antioxidantes.

Hortalizas de raíz tuberosa:

Son realmente raíces, e incluyen zanahorias, remolacha, nabos o rábanos. La zanahoria, por ejemplo, es famosa por su betacaroteno, que nuestro cuerpo transforma en vitamina A.

Tubérculos:

Son tallos modificados que almacenan nutrientes, como la patata, el boniato, la batata o la yuca. Aportan carbohidratos complejos, fibra, potasio y antioxidantes.

- **Patata**: aporta vitamina C, potasio y fibra —sobre todo en la piel—. Tiene un índice glucémico alto porque su almidón se absorbe rápido. Sin embargo, si la cocinas y la dejas enfriar entre 6 y 24 horas, se forma almidón resistente.
- **Boniato**: considerado un superalimento, es rico en betacarotenos, vitamina C y compuestos fenólicos. Si lo consumes con piel, aumentas la fibra y los antioxidantes.

Setas:

Aunque no son verduras propiamente dichas, las setas merecen mención especial. Aportan potasio —casi tanto como un plátano— y un antioxidante único llamado ergotioneína, que se acumula en tejidos especialmente sensibles al daño oxidativo, como el hígado, los ojos o la médula ósea. Además, refuerzan el sistema inmune y tienen efectos anticancerígenos.

Un dato llamativo es que el consumo habitual de champiñones puede aumentar hasta un 50% los niveles de IgA en saliva, una de las primeras barreras defensivas de nuestras mucosas.

Frutas

Las frutas son uno de los pilares de una alimentación saludable. Aportan vitaminas esenciales, fibra, agua y una enorme variedad de compuestos con efectos beneficiosos, especialmente antioxidantes y antiinflamatorios.

Lo ideal es comerlas enteras. La fibra que contienen actúa como una red que atrapa y ralentiza la absorción de los azúcares, lo que evita subidas bruscas de glucosa en sangre. Sin embargo, cuando se exprimen o licúan, esa fibra se pierde o se rompe, y el azúcar pasa demasiado rápido al torrente sanguíneo, generando picos de insulina.

Existe un mito bastante extendido: *la fruta engorda*. La ciencia ha demostrado lo contrario. Incluso en estudios donde se han llegado a consumir más de 20 piezas de fruta al día, no se observó aumento de peso. Esto ocurre porque los azúcares de la fruta están encapsulados dentro de las células vegetales, y el organismo no los absorbe de golpe. Además, los polifenoles que contienen ayudan a frenar el paso de glucosa a través del intestino.

Cada fruta tiene sus propios superpoderes y por eso lo ideal es variar lo máximo posible.

- **Mango**: ayuda a regular la glucosa en sangre.
- **Sandía**: contiene citrulina, precursora del óxido nítrico, que mejora la circulación y puede ayudar en casos de disfunción eréctil leve. Las variedades amarillas tienen aún más citrulina. Sus semillas también son ricas en antioxidantes.
- **Kiwi**: cargado de vitamina C, fibra y polifenoles. Favorece el sueño, ayuda en el síndrome de intestino irritable, refuerza la inmunidad y ayuda en la reparación del ADN. Pero cuidado, es el tercer alimento que más alergias produce, después de la leche y el huevo.
- **Cítricos** (naranja, limón, pomelo): son reparadores del ADN, gracias a compuestos que se concentran sobre todo en la piel, por eso es tan recomendable usar la ralladura. El pomelo, además, puede reducir la tensión arterial, aunque hay que tener cuidado si se toman ciertos medicamentos, ya que interfiere en su metabolismo.
- **Arándanos**: considerado un superalimento. Contienen antioxidantes que cuidan el corazón y el cerebro.
- **Fruta deshidratada**: mantiene muchas de sus propiedades, pero a menudo en la industria se le añade azúcar para

aumentar el peso —igual que ocurre con los pollos, a los que se les inyecta agua con sal—. Deshidratar fruta en casa es una forma de evitar estos añadidos.

- **Aceitunas**: aunque no se suelen percibir como tal, también son frutas. Aportan polifenoles y compuestos beneficiosos que no llegan al aceite tras el prensado.

También hay verduras que en realidad son frutas, según la botánica, como el tomate, el aguacate, el pepino o la calabaza.

- **Tomate**: su licopeno, un antioxidante, se absorbe mejor cocinado y acompañado de grasa —por eso el tomate frito casero con aceite de oliva es tan saludable—. Curiosamente, la pulpa amarilla que rodea a las semillas contiene sustancias que ayudan a prevenir la formación de coágulos. Además, varios estudios sugieren que una mayor ingesta se asocia con un menor riesgo de cáncer de próstata.
- **Aguacate**: compuesto casi en su totalidad por grasas saludables y con mucho potasio, es una fruta única dentro de su grupo.

Legumbres

Las legumbres son las semillas que crecen dentro de una vaina. A este grupo pertenecen las lentejas, los garbanzos, las judías, los guisantes o las habas. Son un alimento humilde, barato y, al mismo tiempo, cargado de nutrientes de calidad. Aportan proteínas vegetales de buena calidad, fibra, hierro (en su forma no hemo), zinc, folatos y un buen repertorio de compuestos antioxidantes. Por eso, comer legumbres de forma regular se asocia con beneficios claros: mejoran el colesterol, ayudan a controlar la glucosa, bajan la presión arterial y alimentan a nuestra microbiota intestinal.

En la dieta mediterránea tienen un papel protagonista, no solo porque son saludables, sino porque forman parte de la cultura gastronómica desde hace siglos. Además, son muy versátiles, se pueden comer frías o calientes, en ensaladas, guisos, cremas, e incluso como base proteica principal.

Lo más impresionante es que, desde la perspectiva de la salud pública, las legumbres parecen ser un auténtico secreto de longevidad. Diversos estudios han encontrado que son el mejor indicador dietético de supervivencia en personas mayores.

Pero claro, tienen fama de dar gases. Esto pasa porque contienen ciertos azúcares que no podemos digerir y que fermentan en el intestino. Pero no es un problema inevitable. Remojarlas bien antes de cocinarlas, darles la cocción adecuada y añadir especias como comino, hinojo o laurel puede reducir mucho este efecto.

Frutos secos y semillas

Aunque solemos meterlos a todos en el mismo saco, la mayoría de los frutos secos en realidad son semillas. Solo algunos, como las castañas, las avellanas o las nueces de macadamia, son técnicamente frutas. En cualquier caso, tanto los frutos secos como las semillas destacan por ser alimentos muy concentrados en nutrientes. Durante mucho tiempo se pensó que, debido a su alto contenido calórico, provocaban aumento de peso. Pero hoy en día sabemos que no es así.

Están llenos de grasas saludables (sobre todo omega-3 y omega-6) que reducen la inflamación, mejoran el colesterol y cuidan los vasos sanguíneos. Además, aportan proteínas vegetales, fibra, vitamina E, zinc, magnesio, fitoesteroles y compuestos antioxidantes. Todo este cóctel se traduce en un corazón más sano, mejor control de la glucosa, un intestino que funciona con regularidad y una microbiota más diversa.

Los estudios lo confirman: comer frutos secos de forma regular, especialmente nueces y cacahuetes, se asocia con un menor riesgo de infarto, ictus y cáncer. Las nueces, en particular, destacan porque son ricas en antioxidantes y en ácido alfa-linolénico (un tipo de omega-3). Comer tres raciones a la semana se ha vinculado con reducir hasta un 50 % el riesgo de morir por cáncer.

Se ha visto que los pistachos ayudan a mejorar el flujo sanguíneo en el pene, lo que puede tener implicaciones en la disfunción eréctil, que a menudo es una señal temprana de problemas cardiovasculares.

Eso sí, para aprovechar sus beneficios conviene comerlos al natural o tostados sin sal ni azúcar añadido. Las versiones procesadas —con miel, fritos o con sal en exceso— pueden anular gran parte de sus efectos positivos.

En realidad, tanto frutos secos como semillas tienen algo en común: son el embrión de una futura planta, por lo que concentran en sí mismos una enorme reserva de nutrientes y compuestos bioactivos. Quizá por eso se asocian con una vida más larga. De hecho, hay estimaciones que sugieren que comer dos puñados de frutos secos a la semana puede aportar beneficios comparables, en términos de reducción de mortalidad, a practicar ejercicio moderado unas cuatro horas semanales. Incluso se ha calculado que una dieta pobre en frutos secos y semillas provoca más muertes que la carne procesada o el consumo de drogas ilegales.

Las semillas, especialmente las oleaginosas como la chía, el lino, el girasol o la linaza, son una excelente fuente de nutrientes esenciales para el cuerpo. Estas pequeñas semillas aportan grasas saludables, como los ácidos grasos omega-3, además de proteínas, fibra, vitaminas y minerales. Incluirlas en la alimentación diaria puede ayudar a mejorar la salud del corazón, controlar el colesterol y favorecer una buena digestión. Por eso, son un complemento excelente en una dieta equilibrada.

- **Semillas de lino (linaza):** ricas en omega-3, lignanos y fibra. Ayudan a reducir el colesterol LDL, los triglicéridos y tienen efectos antiinflamatorios y protectores frente al cáncer. Conviene tomarlas molidas, ya que enteras pasan al colon sin digerirse.

- **Semillas de chía:** contienen omega-3, calcio, magnesio y antioxidantes. Regulan el azúcar en sangre después de las comidas, aumentan la saciedad y mejoran la presión arterial y el perfil de grasas en sangre.
- **Semillas de sésamo (ajonjolí):** aportan grasas monoinsaturadas, calcio, hierro, zinc, magnesio y lignanos. Estos compuestos reducen el riesgo de enfermedades cardiovasculares y osteoporosis, protegen frente a algunos tipos de cáncer (mama, útero, ovario y posiblemente próstata), cuidan el hígado y favorecen la salud ósea.
- **Semillas de cáñamo:** destacan por tener un equilibrio perfecto entre omega-6 y omega-3 (3:1), proteínas completas con todos los aminoácidos esenciales, vitamina E y magnesio. Se asocian con beneficios cardiovasculares e inmunitarios. Y no, no tienen efectos psicoactivos en sus variedades alimentarias.
- **Pipas de girasol:** ricas en vitamina E, selenio, omega-6 y fitoesteroles. Protegen a las células del daño oxidativo.
- **Semillas de calabaza:** fuente de zinc, magnesio, triptófano y fitoesteroles. El triptófano puede mejorar el estado de ánimo (es precursor de la serotonina) y se han usado en el manejo de la hiperplasia benigna de próstata. También tienen un efecto antiparasitario tradicionalmente reconocido.

Especias y hierbas aromáticas

Aunque solemos usarlas principalmente para dar sabor y aroma a la comida, en realidad esconden un potencial enorme para la salud gracias a sus compuestos bioactivos. Se ha visto que, usadas de forma regular, pueden ayudar a prevenir enfermedades crónicas, incluidos algunos tipos de cáncer.

Nuestro cuerpo genera a diario entre una y cinco células con potencial cancerígeno, que suelen ser eliminadas por el sistema inmunitario. Por suerte, muchos compuestos presentes en las especias y las hierbas aromáticas son capaces de reforzar esos mecanismos de defensa.

Otra ventaja es que permiten realzar el sabor de los platos sin añadir sal ni calorías, lo que resulta muy útil para la salud cardiovascular y metabólica. Además, muchas tienen efectos digestivos, antioxidantes, antiinflamatorios y antimicrobianos. Los responsables son, en gran parte, los mismos compuestos que les dan sus colores intensos y sus aromas característicos.

De todas, la más destacada es la **cúrcuma**, también conocida como turmérico o azafrán de la India. Su principio activo es la curcumina, con potentes propiedades antioxidantes, antiinflamatorias y anticancerígenas. Se ha estudiado en enfermedades inflamatorias crónicas (artritis, colitis, lupus), en trastornos neurológicos como el Alzheimer y en varios tipos de cáncer (mieloma múltiple, cáncer de colon y páncreas). Con una mínima cantidad al día ya se han visto beneficios sobre el ADN celular. Si se combina con pimienta negra (que contiene piperina), su absorción aumenta mucho. Curiosamente, cocida protege mejor el ADN, mientras que cruda potencia el efecto antiinflamatorio. También contiene turmeronas, con acción anticancerígena y moduladora del sistema inmune.

- **Azafrán:** gracias a compuestos como la crocina y el safranal, ha mostrado beneficios en el Alzheimer y la depresión.
- **Fenogreco:** además de mejorar la fuerza muscular y la capacidad de levantar peso, se asocia con mejor sensibilidad a la insulina y posibles efectos anticancerígenos.
- **Cilantro:** una de las plantas medicinales más antiguas. Puede tener propiedades antimicrobianas y antiinflamatorias, ayuda a reducir el ácido úrico y puede aliviar molestias en la artritis.

- **Pimienta de cayena:** contiene capsaicina, con efectos analgésicos y antiinflamatorios. Se ha usado en la cefalea en racimos, el colon irritable y la dispepsia.
- **Jengibre:** presente en muchas tradiciones culinarias y medicinales. Es eficaz contra la migraña (comparable al sumatriptán), alivia el dolor menstrual (similar al ibuprofeno) y es muy útil contra náuseas de todo tipo: embarazo, viajes, posoperatorias o por quimio y radioterapia.
- **Nuez moscada:** tiene efectos antimicrobianos, antiinflamatorios y analgésicos. En dosis altas puede ser psicoactiva.
- **Mostaza:** algunas de sus sustancias derivadas se investigan en el tratamiento del cáncer.
- **Menta:** de gran capacidad antioxidante. Se ha usado para problemas digestivos y respiratorios. Sus aceites esenciales tienen efectos antimicrobianos y relajantes musculares.
- **Orégano:** destaca por su poder antioxidante y por proteger el ADN frente a la radiación. También tiene propiedades antiinflamatorias y anticancerígenas.
- **Mejorana:** de la misma familia que el orégano, se ha visto que inhibe el avance de células del cáncer de mama en estudios de laboratorio. Además, ayuda a equilibrar hormonas, lo que puede ser útil en el síndrome de ovario poliquístico.
- **Hierbabuena:** comparte los beneficios de la menta y además puede reducir los espasmos intestinales en el síndrome de colon irritable.
- **Clavo:** uno de los antioxidantes más potentes entre las especias, solo superado por el amla. Contiene eugenol, con efectos antimicrobianos, analgésicos y antisépticos. El aceite de clavo es un remedio clásico contra el dolor de muelas.
- **Canela:** puede bajar la glucosa en sangre. Se recomienda la variedad de Ceilán (C. verum), porque la variedad Cassia

contiene cumarina, que puede dañar el hígado en dosis altas o con el consumo prolongado.

- **Albahaca:** puede ayudar a reducir el colesterol y proteger frente a enfermedades cardiovasculares.
- **Salvia:** tradicionalmente usada para reducir la sudoración excesiva, especialmente en la menopausia.
- **Tomillo:** tiene efectos antimicrobianos y antiparasitarios, ayuda en la diarrea, el acné, la artritis y puede reducir la tensión arterial y el colesterol.
- **Romero:** muy usado en la cocina mediterránea, con acción antiinflamatoria y antimicrobiana.
- **Hinojo:** alivia el mal aliento y favorece la digestión.
- **Eneldo:** útil para reducir la acidez y los gases.
- **Perejil:** además de su uso culinario, puede ayudar en infecciones urinarias y estreñimiento.

Cereales

Los cereales han sido la base de la alimentación humana desde hace miles de años. Son las semillas de plantas herbáceas como el arroz, trigo, maíz, avena, cebada, centeno o mijo. Y aunque no son cereales en sentido estricto, el amaranto, la quinoa y el trigo sarraceno suelen incluirse en este grupo por su parecido en uso y composición.

Su principal valor está en que son una fuente muy importante de hidratos de carbono complejos, esos que nos aportan energía de forma progresiva. Pero no solo eso, también nos aportan fibra, vitaminas del grupo B, hierro, magnesio y selenio, todos ellos imprescindibles para el buen funcionamiento del organismo.

Lo más recomendable es consumirlos en su forma integral. ¿Por qué? Porque el grano entero conserva el salvado y el germen, donde se concentra gran parte de la fibra y de los nutrientes. En cambio, cuando se refinan —como ocurre con el pan blanco, el arroz blanco o la pasta refinada— se pierde buena parte de ese valor nutricional.

La fibra es uno de los grandes tesoros de los cereales integrales. Aunque nuestro cuerpo no la digiere, tiene múltiples beneficios (seguro que los recuerdas): ayuda a regular el tránsito intestinal, alimenta a la microbiota, mejora la saciedad y protege frente a distintas enfermedades. La recomendación general es tomar entre 25 y 34 gramos de fibra al día, pero la mayoría de la población no llega a esas cifras.

Un consumo adecuado de fibra se ha relacionado con menor riesgo de enfermedad cardiovascular, cáncer de colon, diabetes tipo 2 e incluso ictus. También mejora la sensibilidad a la insulina, ayuda a controlar la presión arterial y favorece un perfil de grasas más saludable en sangre. No solo previene, sino que también resulta beneficiosa en personas que ya tienen enfermedades cardiovasculares, lo que demuestra su potencial terapéutico.

Por eso, lo ideal es sustituir los granos refinados por sus versiones integrales. La pasta integral, cocinada al dente, tienen un índice glucémico más bajo, lo que significa que libera los azúcares de forma más lenta y ayuda a regular mejor la glucosa en sangre. Además, los cereales integrales aumentan la sensación de saciedad, facilitan el control del peso y se han asociado con menor riesgo de mortalidad cardiovascular.

También tienen un papel en la reducción de la inflamación. Por ejemplo, se ha visto que cada ración diaria de cereales integrales puede disminuir en un 7% los niveles de proteína C reactiva, un marcador de inflamación sistémica. Parte de este efecto se debe a la fermentación de la fibra en el intestino, un proceso que no solo genera compuestos beneficiosos, sino también calor, aumentando ligeramente el metabolismo. A eso se suma que en las dietas ricas en fibra se absorben menos calorías, ya que una parte se excreta con las heces.

Eso sí, conviene recordar algo importante: no sirve de mucho aumentar el consumo de cereales integrales si al mismo tiempo seguimos tomando ultraprocesados o comida basura, porque sus efectos negativos pueden contrarrestar los beneficios.

Entre todos los cereales, merece mención especial la avena. Es rica en betaglucanos, una fibra que ayuda a reducir el colesterol, y en avenantramidas, compuestos con propiedades antiinflamatorias. Estas últimas se han utilizado para aliviar el picor y las irritaciones de la piel provocadas por tratamientos médicos como la quimioterapia.

Aceites y margarinas

La elección del tipo de grasa que consumimos tiene un impacto directo en nuestra salud, especialmente en la prevención de enfermedades cardiovasculares. Lo ideal es dar prioridad a las grasas insaturadas —tanto mono como poliinsaturadas— en lugar de las grasas saturadas o las grasas trans.

Las grasas insaturadas están presentes en alimentos como el aceite de oliva virgen extra (AOVE), el aguacate, los frutos secos y el pescado azul. Este tipo de grasas ayuda a mejorar el perfil de colesterol —bajan el LDL, el colesterol malo; y suben el HDL, el colesterol bueno—, además de reducir la inflamación y proteger frente a enfermedades cardiovasculares.

El AOVE, piedra angular de la dieta mediterránea, es el ejemplo más claro de grasa saludable. Su riqueza en ácido oleico (monoinsaturado) y en compuestos fenólicos antioxidantes, lo convierten en un alimento protector por excelencia. Por eso, más que un simple ingrediente, debería formar parte habitual de nuestra alimentación, siempre dentro de un estilo de vida saludable.

Ahora bien, no todos los aceites vegetales son iguales. Los aceites refinados —como los de girasol, maíz, palma o soja— pierden buena parte de sus compuestos beneficiosos durante el procesamiento industrial y, en algunos casos, al someterse a altas temperaturas, pueden generar sustancias proinflamatorias o incluso residuos de grasas trans. Siempre que sea posible, es mejor optar por aceites de primera presión en frío y limitar el uso de los aceites vegetales muy refinados o hidrogenados.

En cuanto a las grasas no saludables, ya hemos hablado de ellas. Las grasas saturadas están presentes sobre todo en carnes rojas, embutidos, mantequilla, lácteos enteros y en aceites como el de coco o palma. No deberían superar el 10% de la energía total de la dieta, porque en exceso elevan el colesterol LDL, alteran la función de los vasos sanguíneos y aumentan el riesgo cardiovascular.

Las grasas trans son aún más dañinas. Se generan al hidrogenar parcialmente aceites vegetales, y aunque su presencia en la alimentación ha disminuido por las regulaciones sanitarias, todavía pueden encontrarse en algunas margarinas, bollería industrial, fritos o comida rápida. Elevan el colesterol LDL, reducen el HDL, favorecen la inflamación y se relacionan con mayor riesgo de diabetes tipo 2 y mortalidad. Lo mejor es evitarlas por completo.

Alimentos de origen animal

En general, la carne, el pescado y otros productos de origen animal contienen pocos antioxidantes y nada de fibra. Eso no significa que no sean útiles, pero conviene entender qué aportan y cómo incluirlos de forma equilibrada en la dieta.

Pescados y mariscos

El pescado y el marisco son excelentes fuentes de nutrientes esenciales, entre ellos los famosos ácidos grasos omega-3 de cadena larga (EPA y DHA), además de yodo, selenio y vitamina D.

El pescado azul —como el salmón, sardina, boquerón, anchoa o caballa— es más graso, pero precisamente esa grasa es saludable, es la que aporta el omega-3, con propiedades antiinflamatorias y cardioprotectoras. El pescado blanco —como el bacalao, pargo, rape, salmonete o lenguado— tiene menos grasa y, por tanto, menos omega-3.

Numerosos estudios han demostrado que comer pescado de forma habitual, sobre todo azul, se asocia con una menor incidencia de enfermedades cardiovasculares. La recomendación es tomar entre una y dos raciones de pescado azul a la semana dentro de una dieta equilibrada.

Contaminación y seguridad alimentaria:

No todo es positivo. Los pescados de gran tamaño y larga vida —como el atún rojo, el pez espada o el tiburón— tienden a acumular más mercurio, por lo que se recomienda limitar su consumo, en especial en mujeres embarazadas, lactantes y niños pequeños.

> Algunos pescados pueden acumular, además de mercurio, compuestos orgánicos persistentes como los bifenilos policlorados (BPC), el DDT o los perfluorocarbonos (PFC) debido a la contaminación de mares y océanos.

En el extremo opuesto, algunos pescados combinan un alto contenido en nutrientes con bajos niveles de contaminantes. Entre ellos destacan la sardina, el salmón salvaje, la trucha y la merluza. La sardina, en particular, es un alimento muy interesante, rico en omega-3, con poco mercurio y, además, asequible. Aunque hay que tener en cuenta que las sardinas en conserva o el salmón de piscifactoría pueden contener restos de contaminantes como el hexaclorobenceno, por lo que la moderación y la variedad siguen siendo las mejores recomendaciones.

Un detalle menos conocido es que el pescado —sobre todo el atún— tiene un efecto acidificante en la orina, lo que puede favorecer la formación de cálculos renales en personas predispuestas.

Mariscos:

El marisco incluye tanto crustáceos —como cangrejos y langostinos—, como moluscos —como ostras o pulpo—. Destacan por ser una buena fuente de proteína magra con alto contenido en colágeno, lo que les da esa textura tan característica. El pulpo, por ejemplo, tiene incluso una proporción mayor de proteína que el pollo o la ternera.

Además, el marisco es rico en yodo, un mineral clave para el buen funcionamiento de la glándula tiroides. Sin embargo, al igual que ciertos pescados, también puede contener contaminantes y metales pesados, como mercurio o cadmio, por lo que se recomienda un consumo moderado, sobre todo en embarazadas y mujeres en periodo de lactancia.

Como alternativa, algunas algas marinas comestibles —como el nori, el wakame o el kombu— también son ricas en yodo y no suelen acumular metales pesados en cantidades preocupantes. Eso sí, hay que tener cuidado porque algunas pueden contener demasiado yodo si se consumen sin control.

Carnes

La carne puede clasificarse de varias maneras. Por un lado, según el sistema de producción: no es lo mismo la carne de un animal salvaje o criado en libertad con pastos naturales, que la de un animal criado en sistemas intensivos, alimentado con piensos industriales. Por otro lado, se distingue entre carne blanca —aves y algunas otras especies—, carne roja magra y carne roja más grasa. Y, por último, según su grado de procesamiento: carne fresca, carne procesada —curada, salada, ahumada o fermentada— y carne ultraprocesada.

La carne aporta proteínas, grasas y micronutrientes como hierro (en su forma hemínica, de fácil absorción), zinc y vitaminas del grupo B, especialmente la vitamina B12.

La vitamina B12 no la fabrican los animales, sino bacterias del suelo que llegan a ellos cuando pastan. En la ganadería intensiva, donde no tienen acceso a pastos, los animales deben ser suplementados artificialmente con B12.

Producción intensiva y salud pública:

La producción industrial de carne tiene un impacto tanto en la calidad del alimento como en la salud pública. Los animales suelen criarse en espacios reducidos, sometidos a estrés y alimentados con piensos hipercalóricos. Además, se recurre de forma habitual a los antibióticos, tanto para prevenir enfermedades como para estimular el crecimiento.

El problema es que estos antibióticos pasan a la carne, la leche y los huevos, y luego llegan a nosotros. Esto puede alterar nuestra microbiota intestinal, favorecer la inflamación crónica e incluso debilitar el sistema inmunitario. A gran escala, el uso masivo de antibióticos en ganadería está detrás del desarrollo de bacterias resistentes, un fenómeno que ya se considera una amenaza global para la salud.

El consumo de carne, sobre todo si es procesada o cocinada a altas temperaturas, puede favorecer la aparición de compuestos tóxicos como ya vimos cuando hablamos de las proteínas y de la grasa.

TMAO: se forma a partir de la colina y carnitina presentes en la carne roja, los huevos y los lácteos. Se ha relacionado con un mayor riesgo cardiovascular.

Aminas heterocíclicas: aparecen al cocinar carne a la parrilla, frita o muy hecha. Tienen un potencial carcinógeno porque pueden dañar el ADN.

Nitrosaminas: derivan de los nitritos y nitratos usados en carnes procesadas (como embutidos). Están muy vinculadas con el cáncer colorrectal.

Aminas biógenas (como histamina o tiramina): abundan en carnes curadas como jamón o salami. Pueden causar migrañas, hipertensión o reacciones alérgicas.

Compuestos sulfurosos: como los sulfitos usados como conservantes, que en exceso pueden contribuir a enfermedades inflamatorias intestinales.

Carne blanca:

La carne blanca incluye pollo, pavo, pato, conejo o incluso rana. Aunque el pollo es una de las carnes más consumidas por su bajo precio y buen aporte proteico, tiene algunos aspectos a tener en cuenta:

- Puede contener arsénico, usado en la alimentación animal.
- Contiene compuestos inflamatorios (ácido araquidónico y AGEs), sobre todo si se cocina a altas temperaturas.
- El contenido en grasa del pollo actual es mucho mayor que hace unas décadas, debido a la selección genética y a la alimentación industrial.
- En muchos casos, a la carne se le inyecta sodio para retener agua y pesar más, lo que reduce su calidad.

Desde el punto de vista de salud pública, el pollo se ha identificado como una fuente importante de E. coli resistente a antibióticos, lo que puede provocar infecciones urinarias difíciles de tratar. El riesgo está tanto en el consumo como en la manipulación de la carne cruda.

Algunos estudios han relacionado el consumo elevado de carne de ave con mayor incidencia de ciertos cánceres —linfomas, leucemias, hepático y pancreático—, posiblemente debido a virus aviares o a restos farmacológicos.

Carne roja:

La carne roja —vacuno, cerdo, cordero— ocupa un lugar destacado en nuestra dieta, y su consumo ha aumentado notablemente en las últimas décadas. Su atractivo principal es el sabor y la textura, que en gran parte se deben a su contenido en grasa.

El consumo excesivo de carne roja, especialmente la procesada —embutidos, salchichas, tocino—, se ha asociado con más riesgo de cáncer colorrectal, enfermedades cardiovasculares, diabetes y mortalidad prematura.

El hierro hemínico, presente en abundancia en estas carnes, favorece el estrés oxidativo, lo que puede contribuir tanto a problemas cardiovasculares como al desarrollo de tumores.

La Agencia Internacional de Investigación sobre el Cáncer ha clasificado la carne roja no procesada como probablemente cancerígena (grupo 2A) y la carne procesada como cancerígena demostrada en humanos (grupo 1).

La recomendación más aceptada es limitar la carne roja a menos de 500 g por semana (que no es poco) y reducir al máximo las carnes procesadas.

Carnes procesadas:

Las carnes procesadas —curadas, fermentadas, ahumadas— contienen altas cantidades de nitritos, sal y grasas saturadas. Su consumo habitual se asocia con un mayor riesgo de cáncer colorrectal, por lo que lo más recomendable es evitarlas o reservarlas para ocasiones muy puntuales.

Desde un punto de vista de salud preventiva, lo más recomendable es:

- Elegir carnes procedentes de animales criados en libertad y alimentados con pasto. Valorar la carne de caza como una alternativa más natural y con mejor perfil nutricional.
- Limitar la carne roja y evitar las carnes procesadas.
- No basar la dieta solo en carne, sino diversificar las fuentes de proteína incluyendo pescado, legumbres y otras opciones vegetales.

Huevos

El huevo es un alimento muy completo y de gran valor nutricional. Aporta proteínas de alta calidad, grasas saludables, vitaminas liposolubles, además de colina, selenio y luteína. Sin embargo, también presenta algunos aspectos discutidos en cuanto a su seguridad y efectos metabólicos.

Un huevo contiene aproximadamente 200 mg de colesterol, lo que equivale a la cantidad diaria máxima recomendada en personas con alto riesgo cardiovascular, un consumo frecuente de huevos puede favorecer un perfil lipídico poco saludable.

El huevo es la principal fuente dietética de colina, un nutriente esencial para el cerebro y el hígado. Pero aquí surge otro inconveniente: cuando la colina llega al intestino, la microbiota la transforma en TMA (trimetilamina), que luego en el hígado se convierte en TMAO. Este compuesto se ha vinculado con procesos como la aterosclerosis, el daño endotelial y, en general, con un mayor riesgo cardiovascular. Además, algunos estudios han observado que niveles elevados de colina en sangre podrían favorecer la progresión y metástasis en el cáncer de próstata.

El consumo conjunto de huevos y carne activa la liberación de colecistoquinina, una hormona digestiva. Entre sus efectos, esta hormona relaja el esfínter esofágico inferior, lo que puede favorecer el reflujo gastroesofágico. Con el tiempo, este reflujo crónico aumenta el riesgo de esofagitis e incluso de adenocarcinoma esofágico.

Desde el punto de vista toxicológico, los huevos pueden contaminarse con dioxinas y bifenilos policlorados (BPCs), compuestos que permanecen en el medio ambiente durante años. Estos contaminantes llegan al huevo a través de piensos contaminados o por exposición ambiental y tienden a acumularse en la grasa animal. De hecho, se calcula que hasta el 95% de la exposición humana a dioxinas procede de alimentos de origen animal. Una mayor exposición a estas sustancias se ha relacionado con más riesgo de cáncer —entre ellos boca, colon, vejiga, próstata y mama— y pueden alterar el sistema inmune y el equilibrio hormonal.

Un detalle curioso: el color de la cáscara del huevo depende únicamente de la raza de la gallina, y no implica ninguna diferencia en su valor nutricional.

Leche y derivados

El ser humano es el único mamífero que sigue consumiendo leche después de la lactancia. Sin embargo, pasada esa etapa, la capacidad de digerir la lactosa (gracias a la enzima lactasa) disminuye rápidamente, aunque no de la misma forma en todas las poblaciones. En Escandinavia solo un 2% de las personas es intolerante a la lactosa, mientras que en China esta cifra alcanza hasta el 92%.

Cuando existe intolerancia, aparecen síntomas como hinchazón, dolor abdominal o diarrea. Además, algunas de las proteínas de la leche de vaca —en especial la beta-lactoglobulina— pueden activar respuestas inmunológicas o incluso desencadenar alergias.

Desde un punto de vista evolutivo y cultural, en la cuenca mediterránea se ha consumido tradicionalmente más leche de oveja y cabra que de vaca. Estas variedades son en general más digestivas y su perfil graso es diferente, lo que hace que se toleren mejor.

La leche y sus derivados aportan proteínas, calcio, vitamina D y potasio. En principio, pueden formar parte de una dieta saludable si se consumen en su forma más natural, bajas en grasa y sin azúcares añadidos. Sin embargo, también presentan algunos riesgos que conviene tener en cuenta, sobre todo en relación con su perfil de grasas, hormonas y contaminantes.

Diversos estudios han observado que un mayor consumo de leche entera se asocia con más mortalidad global y con una mayor incidencia de ciertos cánceres, como el de próstata y el de ovario.

Estos efectos se podrían explicar por varios mecanismos. La grasa de la leche es rica en grasas saturadas y colesterol, compuestos con efecto proinflamatorio que pueden dañar el endotelio, favorecer la resistencia a la insulina y aumentar el riesgo de trombosis. La grasa animal funciona además como reservorio de sustancias tóxicas, entre ellas dioxinas y plomo. Tanto las grasas saturadas como los ácidos grasos trans de los lácteos pueden inducir inflamación sistémica poco después de ingerirse, fenómeno vinculado al estrés oxidativo y a la activación de vías inflamatorias.

Además, la leche contiene IGF-1 (factor de crecimiento insulínico tipo 1) y su consumo también se asocia a un aumento de los niveles de esta hormona en sangre. El IGF-1 estimula la proliferación celular e inhibe la apoptosis, dos procesos que pueden favorecer la progresión tumoral, especialmente en tejidos sensibles a las hormonas.

Por esta razón, si se incluye leche en la dieta, lo más recomendable es que sea desnatada, sin azúcares añadidos y en cantidades moderadas. La misma recomendación se puede aplicar a derivados como yogures y quesos. Es importante tener en cuenta que muchos productos light o bajos en grasa están reformulados con más azúcares para mantener su sabor, lo cual neutraliza los beneficios y puede resultar incluso perjudicial a nivel metabólico.

Alimentos ultraprocesados

Aunque ya hemos hablado de los ultraprocesados, puede ser interesante resaltar algunos aspectos. En los últimos años, la evidencia científica ha demostrado con solidez que el consumo habitual de alimentos ultraprocesados se asocia con un mayor riesgo de multitud de enfermedades crónicas y con una mayor mortalidad por todas las causas. Entre las patologías más vinculadas destacan la obesidad, diabetes tipo 2, hipertensión arterial, síndrome metabólico, enfermedades cardiovasculares, e incluso problemas de salud mental como ansiedad y depresión.

Aunque no existe una definición universal, se consideran ultraprocesados aquellos productos elaborados con ingredientes de uso exclusivo industrial, como colorantes, saborizantes, emulsionantes, potenciadores del sabor, espesantes o edulcorantes artificiales. Además, suelen contener cantidades elevadas de sal, grasas saturadas, azúcares añadidos y harinas refinadas.

Estos alimentos (no sé si se les puede llamar alimentos) se caracterizan por tener una gran cantidad de calorías, bajo contenido en fibra y micronutrientes y un diseño sensorial orientado a generar un consumo compulsivo, gracias a su hiperpalatabilidad y a la combinación de sabores y texturas adictivas.

Las principales guías de alimentación recomiendan limitar al máximo su consumo y priorizar como base de la dieta los alimentos frescos o mínimamente procesados: frutas, verduras, legumbres, granos enteros, frutos secos y pescado.

Azúcares añadidos y bebidas azucaradas

Se consideran azúcares añadidos aquellos que se incorporan en el proceso industrial o en la preparación de alimentos, excluyendo los azúcares naturalmente presentes en frutas frescas o en la leche. Sin embargo, los zumos de fruta —aunque sean naturales— deben limitarse, ya que no contienen fibra y su carga glucémica es elevada, comportándose de manera metabólica muy similar a las bebidas azucaradas.

El consumo de refrescos, bebidas deportivas, energéticas y zumos industriales se asocia con un mayor riesgo de obesidad, diabetes, enfermedad cardiovascular, hipertensión, gota, síndrome metabólico, caries dental y mortalidad global.

Además, estas bebidas desplazan el consumo de opciones más nutritivas, favoreciendo un patrón de malnutrición por exceso energético y déficit de micronutrientes. Su consumo debe evitarse, recomendando en su lugar agua o infusiones sin azúcar como la mejor alternativa.

Edulcorantes

Los edulcorantes artificiales —como **aspartamo**, **sucralosa** o **sacarina**— se han promocionado durante años como sustitutos del azúcar para reducir calorías y controlar el peso. Sin embargo, la evidencia reciente indica que no favorecen la pérdida de peso y además pueden tener efectos metabólicos y neuropsiquiátricos perjudiciales. Entre sus posibles efectos destacan: alteración de la microbiota intestinal, inducción de tolerancia al sabor dulce, que puede perpetuar la preferencia por alimentos azucarados y activación de mecanismos compensatorios que aumentan la ingesta calórica posterior. La OMS recomienda no utilizar edulcorantes artificiales como herramienta de control del peso o prevención de enfermedades crónicas.

Existen edulcorantes naturales que pueden ser utilizados con moderación:

- **Eritritol**: no se metaboliza ni fermenta en el colon, por lo que no causa diarrea ni meteorismo. Se tolera bien, se considera seguro y está presente de forma natural en pequeñas cantidades en frutas como peras y uvas.
- **Sorbitol y xilitol**: no se absorben en el intestino delgado, por lo que pueden causar efectos laxantes (diarrea, gases) cuando se consumen en exceso. Por ello, se utilizan más en caramelos o chicles que en bebidas.
- **Melaza y azúcar de dátil**: contienen minerales y antioxidantes, lo que los hace preferibles frente al azúcar refinado, aunque siguen elevando la glucemia y deben usarse solo de forma ocasional.
- **Estevia**: de origen natural, aunque algunos estudios sugieren que en dosis altas podrían tener efectos citotóxicos o genotóxicos. Se recomienda un consumo moderado.

BEBIDAS

Agua

El agua es, sin duda, la mejor bebida para el ser humano. Debe ser nuestra principal fuente de hidratación. Una ingesta insuficiente puede favorecer problemas de salud tan diversos como cálculos renales, infecciones urinarias, estreñimiento, mayor riesgo de cáncer de vejiga o colon, golpes de calor, ojo seco, caries dental, inmunosupresión, cataratas o incluso deterioro cognitivo.

El cerebro está formado en un 75% por agua. La deshidratación puede reducir su volumen y afectar tanto al rendimiento mental como al estado de ánimo. Mantenerse bien hidratado, por tanto, es clave para un cerebro sano.

La OMS recomienda que las mujeres beban entre 1 y 1,6 litros diarios y los hombres entre 1,5 y 2,6 litros. Aunque otras bebidas como el café o el té pueden contribuir parcialmente a la hidratación, algunas como el vino ejercen un efecto deshidratante.

Café

Consumido con moderación, el café se ha relacionado con una mayor esperanza de vida, una reducción de la inflamación del hígado y un menor riesgo de cáncer hepático. También parece tener un efecto protector frente a la enfermedad de Parkinson, gracias a la cafeína. Estudios observacionales apuntan incluso a un menor riesgo de suicidio entre consumidores habituales, aunque es cierto que el beneficio sobre el ánimo disminuye cuando se le añade azúcar. Además, no se ha demostrado que el café aumente las arritmias; de hecho, algunos estudios sugieren que podría tener un efecto protector sobre el corazón.

El café filtrado (con papel) o el instantáneo tienen la ventaja de que no aumentan el colesterol, ya que eliminan el cafestol, la sustancia responsable de este efecto.

Eso sí, es importante tener en cuenta que el café puede empeorar ciertas condiciones, como el glaucoma, la incontinencia urinaria, la epilepsia, el insomnio o los trastornos del sueño.

Té

El té, especialmente el té verde, se considera incluso más beneficioso que el café. Todas sus variedades —verde, blanco y negro— proceden de la misma planta, *Camellia sinensis*. El té blanco se elabora con hojas jóvenes, el verde con hojas más maduras y ambos son menos procesados que el negro.

El té contiene compuestos bioactivos muy beneficiosos para la salud. Se ha relacionado con una menor incidencia de distintos cánceres ginecológicos —mama, ovario, endometrio— así como con beneficios metabólicos —reducción del colesterol, de la presión arterial, de la glucemia y de la grasa corporal—. También se ha asociado a menor riesgo de deterioro cognitivo, ictus, diabetes, neumonía y hasta de fractura de cadera y caries dental, ya que la planta acumula flúor de forma natural.

El consumo de té verde se ha vinculado con una menor incidencia de alergias estacionales. A nivel neurológico, el té puede inducir un patrón de ondas cerebrales similar al observado durante la meditación. Los compuestos bioactivos del té han demostrado protección in vitro frente al daño en el ADN y su aplicación tópica ha mostrado eficacia en la regresión de verrugas.

Un dato interesante: el té blanco con zumo de limón libera más fitonutrientes gracias al descenso del pH, lo que potencia su efecto antioxidante. Y el té de hibisco ha demostrado reducir la presión arterial de manera significativa.

Alcohol

Durante años se habló de un posible efecto protector del consumo moderado de alcohol, pero la evidencia más reciente y sólida muestra lo contrario: los riesgos superan con creces cualquier posible beneficio. Incluso cantidades pequeñas —24 a 48 g a la semana, lo que equivale a 2 o 3 copas de vino— aumentan el riesgo de cáncer de mama en mujeres, así como de cáncer orofaríngeo y esofágico. El principal responsable es el acetaldehído, un compuesto tóxico que se genera al metabolizar el alcohol y que provoca daño celular.

Por este motivo, cada vez más expertos y organismos de salud pública recomiendan evitar el alcohol en su totalidad. La conclusión es clara: la opción más segura es no consumirlo.

16
Patrones dietéticos

«Las enfermedades suelen ser hereditarias porque las dietas suelen ser hereditarias»

Michael Greger

Primero hemos hablado de los nutrientes, luego de los distintos alimentos que contienen esos nutrientes, pero lo más importante es entender cómo comemos en conjunto, es decir, el patrón o estilo de alimentación que seguimos en el día a día. No es lo mismo comer de forma aislada una fruta o un trozo de carne, que ver cómo esos alimentos se combinan y repiten a lo largo del tiempo.

Nuestros patrones alimentarios dependen mucho de la cultura, del lugar en el que vivimos y de las costumbres familiares. Sin embargo, la globalización ha hecho que muchas dietas se parezcan entre sí. Tenemos acceso a una gran variedad de alimentos de todo el mundo, lo que enriquece nuestra mesa. Pero, por otro lado, se ha extendido un modelo poco saludable conocido como *dieta occidental*, caracterizada por un alto consumo de ultraprocesados, azúcares y carnes rojas.

Un patrón saludable, en cambio, suele basarse en frutas, verduras, cereales integrales, legumbres, frutos secos y pescado, mientras que limita la carne roja, los embutidos, el exceso de sal, azúcar, grasas poco saludables y alcohol. Este enfoque es el que recomiendan organismos como la OMS o el Fondo Mundial para la Investigación del Cáncer.

Las Zonas Azules: los lugares más longevos del planeta

Las *Zonas Azules* son regiones del mundo con la mayor concentración de centenarios sanos del planeta, donde la gente vive (o vivía) más tiempo y con menos enfermedades crónicas. Algunos de estos lugares son: Okinawa (Japón), Cerdeña (Italia), Icaria (Grecia), Nicoya (Costa Rica) y Loma Linda (California, EE.UU.).

Aunque cada lugar tiene su propia cultura y sus recetas, comparten varios puntos en común. Uno de ellos es la dieta, basada en alimentos sencillos, frescos y de origen vegetal. Apenas consumen ultraprocesados y la carne aparece solo de forma muy ocasional. En algunas zonas azules, como la región de Cerdeña, se consume vino, pero de manera moderada, generalmente acompañado de comida y en compañía de amigos o familiares.

Aunque la dieta es un factor importante, las otras características comunes que comparten estas áreas son:

La práctica regular de ejercicio: no suelen realizar ejercicio formal, pero las personas están naturalmente activas en su vida diaria. Esto incluye caminar, jardinería, subir escaleras y realizar tareas físicas cotidianas que mantienen su cuerpo en movimiento.

Las relaciones sociales: las personas en las zonas azules tienden a tener una red de apoyo social muy sólida, ya sea en la familia, con amigos o con la comunidad. Estas relaciones cercanas y el sentido de pertenencia son fundamentales.

El propósito de vida: En lugares como Okinawa, existe un concepto llamado *Ikigai*, que se refiere a tener un propósito claro en la vida. Este sentido de propósito puede ser un factor clave para vivir más tiempo y con una mayor calidad de vida.

La reducción del estrés: Las personas en las zonas azules tienden a llevar una vida menos estresante. Practican actividades que les ayudan a relajarse, como la meditación, rezar, descansar o simplemente disfrutar de la compañía de los demás.

Dieta Mediterránea

Es probablemente la más conocida y estudiada. La dieta mediterránea gira en torno a verduras, frutas, legumbres, frutos secos, semillas y cereales integrales. El aceite de oliva es la fuente principal de grasa. El pescado y los lácteos fermentados —preferentemente de cabra u oveja— se toman con moderación y en algunos casos también se incluye un consumo moderado de vino tinto durante las comidas. La carne roja y los alimentos ultraprocesados casi no tienen cabida en este modelo.

Este estilo de alimentación ha demostrado proteger el corazón, reducir el riesgo de diabetes, cáncer y deterioro cognitivo, y está asociado a una mayor esperanza de vida.

DIETAS BASADAS EN PLANTAS

Las dietas basadas en alimentos de origen vegetal se han vuelto cada vez más populares. Se basan en verduras, frutas, cereales integrales, legumbres y frutos secos, y reducen (o eliminan) los alimentos animales.

Algunos ejemplos son:

Vegana: excluye todo lo animal (carne, pescado, huevos, lácteos, miel). Bien planificada puede ser saludable, aunque existe el riesgo de déficits de vitamina B12, hierro, calcio y omega-3. En Europa, la dieta vegana no se entiende tanto como una dieta saludable sino como una dieta que trata de evitar el maltrato animal. Esta es la razón por la que muchos que siguen esta dieta consumen gran cantidad de ultraprocesados.

Vegetariana (existen distintas variantes): puede incluir huevos y lácteos, lo que hace más fácil cubrir las necesidades nutricionales.

Flexitariana: prioriza lo vegetal, pero permite comer pescado o carne de vez en cuando. La dieta mediterránea puede considerarse un buen ejemplo de este tipo de dieta.

En general, cuanto más vegetal sea la dieta, mayor protección ofrece frente a enfermedades cardiovasculares, diabetes y algunos cánceres.

Dietas con evidencia limitada

Existen dietas muy de moda que prometen mucho pero que no siempre cuentan con un respaldo científico sólido. Algunas pueden ser útiles en situaciones específicas, pero no son recomendables como estilo de vida general:

Macrobiótica: tiene un fuerte componente filosófico oriental y prioriza granos enteros, legumbres y verduras locales. Puede ser muy restrictiva y producir déficits nutricionales si no se planifica bien.

Cetogénica: muy baja en carbohidratos y alta en grasas. Puede ser útil en ciertos tipos de epilepsia o para perder peso a corto plazo, pero a la larga resulta difícil de seguir y puede causar déficits de vitaminas y fibra.

Orgánica: busca reducir pesticidas. Es positiva, pero no está claro que sea nutricionalmente superior.

Antiinflamatoria: promueve alimentos con potencial antiinflamatorio —frutas rojas, verduras de hoja verde, especias como cúrcuma, pescado azul— y limita los alimentos proinflamatorios —azúcares, grasas trans, carnes procesadas—. En realidad, se parece mucho a la mediterránea.

Sin gluten: necesaria para personas con celiaquía o sensibilidad al gluten. En personas sanas no tiene beneficios demostrados.

Paleolítica (o *paleo*): se inspira en cómo comían los humanos prehistóricos. Los defensores de esta dieta tienden a enfatizar el consumo de carne como la característica principal, basándose en la idea de que nuestros ancestros eran carnívoros, aunque sus bases históricas son discutibles. Si nos basamos en los hallazgos fósiles y en los estudios de las dietas de pueblos cazadores-recolectores modernos, vemos que las dietas de estos grupos son más variadas de lo que se suele plantear. Además, las evidencias fósiles y los estudios dentales sugieren que los vegetales, frutas y tubérculos fueron una parte crucial de su dieta diaria. La dentición humana refleja una adaptación a una dieta variada y omnívora más que a una exclusivamente carnívora. La dieta paleolítica elimina cereales, lácteos y legumbres, lo cual puede llevar a carencias.

Alcalina: parte de la idea de que los alimentos cambian el pH de la sangre, algo que no ocurre en realidad, porque el cuerpo regula muy bien ese equilibrio. Su punto positivo es que anima a comer más frutas y verduras.

Por grupo sanguíneo: propone comer según el grupo sanguíneo, pero no tiene ninguna base científica demostrada.

DIETA OCCIDENTAL

La llamada dieta occidental es la más extendida en países industrializados y la que más problemas de salud está causando. Se caracteriza por un exceso de carnes rojas y procesadas, lácteos enteros, azúcares, harinas refinadas, sal y grasas poco saludables; y por un bajo consumo de fibra, frutas, verduras y cereales integrales.

Este patrón de alimentación se asocia directamente con obesidad, diabetes, enfermedades del corazón, cáncer y muerte prematura. En definitiva, es la cara opuesta a los patrones saludables que hemos visto antes.

17
Cómo comer

«Si pudiéramos ofrecer a todas las personas la justa medida de alimentación y de ejercicio, sin excedernos por defecto o por exceso, habríamos encontrado el camino más seguro hacia la salud»

Hipócrates

No solo importa qué comemos, sino también cómo lo hacemos. La forma de comer influye en la digestión, en la manera en que sentimos hambre o saciedad, en el metabolismo e incluso en nuestra relación emocional con los alimentos.

La digestión empieza en la boca (o incluso antes)

«No hay amor más sincero que el amor a la comida»
—George Bernard Shaw

La digestión no empieza en el estómago, sino mucho antes. Basta con oler, ver o pensar en comida para que nuestro cuerpo empiece a prepararse, salivamos y el sistema digestivo se activa.

La saliva también juega un papel clave ya que contiene enzimas que empiezan a deshacer los carbohidratos, facilitando que la digestión sea más ligera. Masticar bien asegura que la comida se mezcle con la saliva, lo que además prepara al estómago para recibirla.

Si no masticamos lo suficiente, los alimentos llegan al estómago sin estar bien triturados, lo que puede hacer que los líquidos se vacíen demasiado rápido y que los alimentos sólidos no se digieran correctamente. Esto provoca picos de glucosa e insulina en la sangre, lo que con el tiempo puede afectar nuestra salud. En cambio, al masticar bien, el bolo alimenticio se vuelve más homogéneo y se absorbe de manera más gradual, lo que resulta mucho más saludable. Además, una masticación insuficiente dificulta el trabajo del estómago, lo que puede llevar a una digestión más lenta y aumentar el riesgo de reflujo o sensación de pesadez.

El papel de los dientes

Para masticar bien, el estado de los dientes es importante. La falta de piezas dentales, prótesis mal ajustadas o incluso una dentadura postiza que cubre el paladar pueden hacer más difícil triturar bien los alimentos y aumenta el riesgo de atragantamiento o reflujo.

Comer de manera consciente (*Mindful eating* y *Slow eating*)

«Bebe la comida, mastica la bebida»
—Hipócrates

Vivimos acelerados y también comemos así. Engullimos en lugar de comer.

Comer rápido tiene un impacto directo: comemos más de la cuenta y hacemos peor la digestión. Quienes comen deprisa tienen hasta el doble de riesgo de obesidad en comparación con los que comen lento.

Muchas veces comemos con el piloto automático puesto: delante del televisor, mirando el móvil o pensando en otra cosa. Esto nos lleva a comer más de lo que necesitamos y a no disfrutar de la comida.

La alimentación consciente consiste en prestar atención plena al acto de comer: notar los colores, olores, texturas y sabores de cada alimento, y sobre todo escuchar las señales de hambre y saciedad de nuestro cuerpo. Cuando comemos así, disfrutamos más, digerimos mejor y evitamos el exceso de comida.

Un ejemplo interesante es el de Francia: aunque la dieta no es la más saludable, sus hábitos ayudan a regular el peso. Allí no se suele picar entre horas, las raciones son pequeñas, no se repite, se come acompañado y sin prisa.

Orden de los alimentos

El orden en el que comemos influye en la forma en que el cuerpo procesa la comida, especialmente en personas con diabetes o síndrome metabólico.

El orden más recomendable es:

1. Primero la fibra: verduras o legumbres.
2. Después las proteínas y grasas saludables: pescado, carne magra, frutos secos, aceite de oliva.
3. Luego los almidones: pan, arroz, patatas, pasta.
4. Al final los azúcares: fruta dulce o postres.

De esta manera, la glucosa sube más despacio y se favorece la saciedad.

Técnicas de cocinado

La forma de cocinar cambia mucho el valor nutritivo de los alimentos.

Algunas recomendaciones son:

- Comer los alimentos crudos (cuando sea seguro): mantienen más vitaminas y enzimas.
- Las cocciones suaves —vapor, guiso lento, estofado— conservan mejor los nutrientes y evitan sustancias dañinas que aparecen cuando se cocina a temperaturas muy altas (como a la brasa o fritura).
- El tomate es más saludable cuando está cocinado con aceite de oliva. El licopeno (un potente antioxidante del tomate) se absorbe mejor cuando el tomate está cocinado que cuando está crudo.

Qué hacer después de comer

Lo que hacemos justo después de comer también influye en la digestión. Se ha demostrado que caminar al menos 15 minutos después de las comidas mejora la digestión y el control de la glucosa.

En cambio, acostarse inmediatamente aumenta el riesgo de reflujo y acidez. Esto pasa si cenamos tarde y nos acostamos enseguida. Una buena práctica es cenar temprano y dejar al menos 2 o 3 horas entre la cena y la hora de dormir.

18
Cuánto comer

«Hay que poder atar el saco antes de que se llene del todo»

Refrán tradicional

No solo importa qué comemos y cómo lo hacemos, también es clave cuánto comemos. Comer de más puede llevar al sobrepeso, la obesidad o problemas metabólicos. Comer de menos puede provocar desnutrición, pérdida de masa muscular, debilidad y menor capacidad física y mental.

Tamaño de las porciones y presentación

«Mejor a la basura que a la gordura»
—Dicho popular

Vivimos rodeados de comida y raciones que, muchas veces, son mucho más grandes de lo que necesitamos. Diversos estudios han mostrado que si tenemos delante un plato grande, comemos más, aunque no tengamos hambre.

Señales de hambre y saciedad

«Levántate de la mesa con una pizca de hambre»
—Refrán tradicional

Uno de los aprendizajes más importantes es diferenciar entre hambre real y hambre emocional.

El hambre verdadera aparece poco a poco, se siente en el estómago —vacío, ligeras molestias, algo de debilidad— y desaparece al comer cualquier alimento.

El hambre emocional, en cambio, surge de golpe, ligado al estrés, aburrimiento o ansiedad y pide alimentos concretos —dulces, salados, ultraprocesados—.

Come solo si tienes hambre real.

Si dudas, pregúntate: *¿me comería ahora una manzana?* Si la respuesta es «no», probablemente no tienes hambre real.

19
Cuando comer

«Desayuna como un rey, almuerza como un príncipe y cena como un mendigo»

Dicho popular

No solo importa qué y cómo comemos, sino también el momento en que lo hacemos. Nuestro cuerpo no funciona igual a todas horas, tiene unos relojes internos que marcan qué procesos suceden en cada momento del día. Si respetamos esos ritmos, nuestro metabolismo trabaja mejor; si los alteramos, aumentamos el riesgo de problemas como obesidad, diabetes, insomnio o enfermedades cardiovasculares.

Ritmos circadianos y metabolismo

Los ritmos circadianos son como un reloj interno que regula muchas de las funciones del organismo: sueño, digestión, temperatura corporal, metabolismo, presión arterial, actividad hormonal e incluso las defensas del sistema inmune.

El reloj principal está en el cerebro y se ajusta sobre todo con la luz solar. Pero casi todos nuestros órganos tienen también su propio reloj, que responde en gran parte a cuándo comemos.

Por eso, comer de forma irregular o a horas tardías puede desajustar esos relojes. Por ejemplo, el trabajo nocturno se ha relacionado con más riesgo de obesidad, diabetes tipo 2 y cáncer. El llamado *jet lag social* —acostarse y levantarse a diferentes horas según sea entre semana o fin de semana— también afecta al metabolismo. Comer cada día a horas muy diferentes reduce la sensibilidad a la insulina y puede aumentar el colesterol.

Hipócrates ya decía que era bueno comer siempre (más o menos) a la misma hora, y hoy sabemos que tenía razón.

La importancia del momento de la ingesta

Por la mañana tenemos más sensibilidad a la insulina, lo que significa que el cuerpo usa mejor la glucosa. Por la tarde, esa capacidad disminuye y aparecen picos más altos de azúcar en sangre. Quienes concentran la comida principal temprano suelen controlar mejor su peso y su salud.

El desayuno es la comida más importante del día, porque marca el ritmo metabólico para las horas siguientes. Las personas que no desayunan tienen más riesgo de enfermedades del corazón y aterosclerosis.

En cuanto a la cena, lo ideal es hacerla 2 o 3 horas antes de ir a dormir. Si cenamos tarde y pesado, el cuerpo recibe una señal de actividad cuando debería estar preparándose para descansar, lo que puede alterar el sueño y favorecer el insomnio.

Cronoterapia y Cronoprevención

La ciencia ha demostrado que los ritmos circadianos también influyen en la efectividad de los medicamentos que tomamos. Por ejemplo, ciertos antihipertensivos pueden ser más efectivos si se toman por la noche en lugar de por la mañana. En oncología, se investiga el momento del día en que la quimioterapia es más efectiva y menos tóxica.

Cuando aplicamos esta idea al estilo de vida, hablamos de cronoprevención: adaptar los horarios de comida, sueño y actividad a los ritmos naturales del cuerpo para prevenir enfermedades.

Cómo sincronizar nuestros relojes biológicos

Algunas recomendaciones sencillas para mantener el cuerpo en hora pueden ser:

- Hacer la primera comida entre 1 y 1,5 horas después de levantarnos.

- Desayunar y comer la comida principal antes del mediodía.
- Evitar comidas muy tardías o cenas abundantes.
- Cenar siempre al menos 2–3 horas antes de acostarnos.
- Aprovechar la luz natural de la mañana —ideal entre 8:00 y 11:00 h—.
- Reducir la exposición a pantallas y luz artificial intensa por la noche.
- Dormir de noche, mantener horarios regulares y procurar descansar entre 7 y 9 horas.
- Dormir en oscuridad total y procurar acostarnos y levantarnos pronto.

EN POCAS PALABRAS

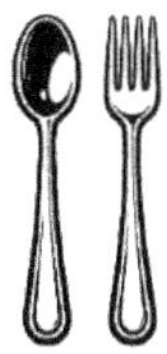

Come: verdura, fruta, legumbres, frutos secos, cereales integrales, semillas y especias (todo lo que quieras o puedas).

Bebe: agua, té, algo de café, (vino en momentos especiales).

No comas: ultraprocesados, carne roja, azúcar.

No bebas: bebidas azucaradas, alcohol.

«La sabiduría es un adorno en la prosperidad
y un refugio en la adversidad»

Aristóteles

AYUNO

«Pasar un poco de hambre
puede hacer más por el hombre enfermo
que la mejor medicina y los mejores médicos»

Mark Twain

20
Miedo al hambre

«El ayuno es el mejor remedio, el médico que está dentro»

Paracelso

Desde los orígenes de la humanidad, nuestros antepasados estaban acostumbrados a pasar largas horas, incluso días, sin comer mientras buscaban alimento. Nuestro cuerpo está diseñado para funcionar en ayunas. De hecho, el cerebro rinde muy bien cuando no comemos de manera continua.

El problema es que vivimos en un mundo muy distinto al de hace miles de años, pero con el mismo cuerpo. Nuestros genes siguen preparados para un estilo de vida en el que comer no era algo constante ni garantizado, mientras que ahora tenemos comida disponible a todas horas. Este desajuste ocasiona problemas de salud que aparecen cuando nos alejamos de nuestras necesidades biológicas más básicas, y es lo que se conoce como *enfermedades de la civilización*.

En la actualidad, la mayoría de las personas comemos mucho más de lo necesario y casi siempre sin hambre. Desayunamos, picamos entre horas, comemos, merendamos, cenamos, volvemos a picar... A veces lo hacemos por costumbre, por ansiedad, por aburrimiento o incluso por pura adicción.

Además, tenemos miedo a pasar hambre, cuando en realidad el hambre es una sensación natural y pasajera, que nos indica que el cuerpo está listo para usar su energía almacenada. Cuando tienes un pequeño dolor seguro que no tratas de evitarlo a toda costa y esperas un poco a ver si se pasa. Pero cuando tenemos hambre tratamos de paliarla de forma inmediata. Tienes que aprender a convivir con el hambre, sin rechazarla ni temerla.

Pero claro, nadie quiere pasar hambre. ¿Hay acaso algún motivo para que ayunemos?

Eso es lo que voy a tratar de explicarte en este capítulo de forma detallada (y espero que convincente). El ayuno no solo es una herramienta natural para mantener la salud y prevenir enfermedades, sino también una práctica que nos puede ayudar a recuperarnos cuando ya estamos enfermos. La ciencia está descubriendo cada vez más beneficios en este sentido.

21
Tipos de ayuno

«La naturaleza no se molesta con lo que le falta,
sino con lo que tiene en exceso»

Séneca

En los últimos años, el término *ayuno intermitente* se ha puesto de moda y es habitual encontrar libros, blogs o vídeos que nos dicen cuántas horas debemos estar sin comer y qué beneficios esperar.

Pero antes de complicarnos con formalismos, conviene recordar algo sencillo: ayunar significa simplemente no comer durante un tiempo determinado, puede ser un día, o un minuto.

El ayuno se basa en alternar periodos en los que comemos con otros en los que no comemos, permitiendo que el sistema digestivo descanse y que el cuerpo active mecanismos de limpieza y reparación.

No debemos confundir el ayuno con la *restricción calórica*, que consiste en comer menos cantidad de alimentos a lo largo del día (menos calorías).

Todos ayunamos cada día sin darnos cuenta, ocurre cada noche mientras dormimos (aunque conozco gente que se levanta a medianoche a comer). Ese descanso digestivo es fundamental para mantenernos sanos. Cuando extendemos ese periodo de manera intencionada, podemos potenciar beneficios que van desde un mejor control del peso hasta la reducción de la inflamación o la activación de la regeneración celular.

Veamos de forma sencilla los principales tipos de ayuno que se han estudiado:

Ayuno Intermitente

Es el término más general y engloba todas las formas de ayuno. Se trata de alternar periodos sin ingerir calorías que pueden durar desde 12 horas hasta varios días. Durante el ayuno, se permiten líquidos sin calorías como agua, infusiones, té o café negro.

Alimentación con Horario Restringido

Consiste en elegir una ventana de tiempo durante el que podemos comer. Por ejemplo:

- **12/12**: 12 horas de ayuno y 12 horas para comer.
- **16/8**: 16 horas de ayuno y 8 horas para comer.
- **20/4**: 20 horas de ayuno y 4 horas para comer.

El de 12 horas es el más fácil de sostener y se acerca al patrón natural del ser humano. Diferentes estudios muestran que ayuda a mejorar la sensibilidad a la insulina, reducir la presión arterial, bajar la grasa abdominal y disminuir la inflamación. El de 16 horas de ayuno también se ha asociado con mejoras en el metabolismo y el control del peso.

Ayuno Prolongado

En este caso el ayuno dura más de 24 horas y puede llegar hasta 2 o 3 días. Sus beneficios incluyen la activación de mecanismos de limpieza y reparación celular, como la *autofagia*, que es el proceso por el cual el cuerpo elimina las células dañadas y promueve la regeneración celular.

En el ayuno de 24 horas se deja de comer durante 24 horas y se realiza uno o dos días a la semana. Durante este periodo no se deben consumir alimentos, pero se pueden tomar líquidos como agua, té o café. Este tipo de ayuno también activa mecanismos de reparación y puede resultar muy beneficioso.

Se han estudiado otros tipos de ayuno prolongado, en días alternos, en semanas alternas, incluso ayuno durante meses. Pero los ayunos que duran más de 3-5 días pueden ser peligrosos si no se realizan bajo supervisión médica, ya que al volver a comer podría producirse el llamado *síndrome de realimentación*, que puede ser grave.

Ayuno con Restricción Calórica (Dietas que Imitan el Ayuno)

Es un enfoque diseñado para obtener los beneficios de un ayuno prolongado, pero sin dejar de comer por completo.

Consiste en reducir de forma significativa las calorías que ingerimos (aproximadamente 500-800 kcal/día) durante 3-5 días, con una dieta baja en proteínas y azúcares y sin productos de origen animal. Así, el cuerpo entra en un estado metabólico similar al del ayuno total, pero con menor riesgo y mayor facilidad de cumplimiento.

Ayuno Simulado (Dieta Cetogénica)

En este caso se utiliza una dieta baja en carbohidratos y rica en grasas, lo que obliga al cuerpo a producir cetonas, imitando el efecto metabólico de un ayuno prolongado.

Aunque puede ser útil en enfermedades específicas como la epilepsia infantil resistente a fármacos, no se recomienda como práctica general para la población sana.

22
Beneficios del ayuno

«En lugar de usar medicamentos, mejor ayuna hoy»

Plutarco

Y aquí está lo más interesante: el ayuno no solo ayuda a prevenir enfermedades, también puede favorecer la recuperación cuando ya existe un problema de salud. Existen investigaciones que muestran cómo distintos tipos de ayuno pueden mejorar el metabolismo, la respuesta inmune e incluso ayudar a ciertos tratamientos médicos.

El ayuno como tratamiento

«El ayuno es la primera medicina»
—Hipócrates

El ayuno no es algo nuevo ni una moda reciente, se ha utilizado desde los orígenes de la medicina. En la antigua Grecia, por ejemplo, se practicaba tanto en contextos religiosos como en la vida cotidiana. Filósofos como Pitágoras recomendaban ayunar porque creían que ayudaba a tener una mente más clara y un cuerpo más fuerte.

A lo largo de la historia, muchas culturas y religiones han considerado que dejar de comer durante un tiempo tenía un poder purificador, no solo espiritual, sino también físico. Y hoy sabemos que tenían razón. El ayuno activa en nuestro cuerpo mecanismos de limpieza y reparación que lo fortalecen y lo ayudan a defenderse de enfermedades. De hecho, la pérdida de apetito que sentimos de manera natural cuando enfermamos es una respuesta de nuestro cuerpo para ayudar a recuperarnos. Estudios en animales han demostrado que comer durante una infección puede aumentar la mortalidad, mientras que dejar que el cuerpo ayune mejora la respuesta defensiva y favorece la curación.

Con la medicina moderna hemos puesto el foco en los medicamentos y los tratamientos para aliviar los síntomas, olvidando en parte que el organismo tiene también mecanismos propios para curarse y prevenir enfermedades. El ayuno es precisamente una de esas herramientas naturales que nos ayudan a mantener el metabolismo en equilibrio y a activar la capacidad de reparación del cuerpo.

¿Qué ocurre dentro del cuerpo cuando ayunamos?

Cuando dejamos de comer durante varias horas, el organismo interpreta que debe ahorrar energía y entra en un *modo reparación*. Esto desencadena varios procesos beneficiosos:

- **Activación de la limpieza celular (autofagia):** como no le damos energía desde fuera, la tiene que obtener del propio cuerpo. Para eso recicla partes dañadas o inservibles, células o proteínas que están dañadas o no son útiles, como si hiciera una limpieza interna. Esto ayuda a frenar el envejecimiento y previene la acumulación de errores que pueden derivar en enfermedades como el Alzhéimer o el cáncer.
- **Protección del ADN:** el ayuno activa proteínas que reparan daños en nuestro material genético y mantienen los telómeros (los extremos de los cromosomas) en mejor estado, lo cual está directamente relacionado con la longevidad.
- **Más y mejores mitocondrias:** las mitocondrias son como las centrales eléctricas de las células. Con el ayuno, no solo aumentan en número, sino que se vuelven más eficientes, lo que mejora la energía disponible y la salud en general.
- **Equilibrio entre crecimiento y reparación:** en la juventud, el cuerpo está en modo *crecer y multiplicarse*. Pero

en la edad adulta, un exceso de esa actividad puede favorecer el cáncer. El ayuno ayuda a equilibrar este proceso, reduciendo las señales que promueven un crecimiento descontrolado y aumentando las que fomentan la reparación.

- **Reducción de la inflamación:** el ayuno disminuye la grasa visceral (la que rodea los órganos), que es muy peligrosa porque libera sustancias inflamatorias. Al reducir esta grasa, disminuye la inflamación crónica, que está detrás de muchas enfermedades modernas como la diabetes, el cáncer y los problemas cardiovasculares.
- **Mejor control de la glucosa y la insulina:** cuando no comemos, bajan los niveles de glucosa en sangre y el cuerpo aprende a usar mejor la energía. Esto previene la resistencia a la insulina y mejora el perfil metabólico.
- **Cambio de combustible:** tras unas horas de ayuno, el cuerpo empieza a usar la grasa como principal fuente de energía. Esto no solo ayuda a perder peso, sino que genera cuerpos cetónicos, que son un combustible limpio para el cerebro y tienen un efecto protector frente a enfermedades neurodegenerativas.
- **Protección del cerebro:** los cuerpos cetónicos aumentan la producción de una proteína llamada BDNF, que favorece el nacimiento de nuevas neuronas y mejora la comunicación entre ellas. Esto protege al cerebro y puede retrasar el deterioro cognitivo.
- **Estimulación de hormonas beneficiosas:** durante el ayuno, se elevan los niveles de la hormona del crecimiento y de otras moléculas como el FGF-21, que ayudan a quemar grasa, conservar la masa muscular y proteger frente a la diabetes, la obesidad e incluso algunos tipos de cáncer.

En resumen, el ayuno activa un estado metabólico muy diferente al que tenemos cuando comemos de manera constante. Es como si el cuerpo tuviera dos modos de funcionamiento:

- El **modo crecimiento**, que predomina cuando comemos mucho y muy seguido.
- El **modo reparación**, que se activa cuando dejamos de comer durante unas horas o días.

Ambos son necesarios, pero hoy en día la mayoría de las personas viven casi siempre en el modo crecimiento, lo que favorece el envejecimiento prematuro y las enfermedades crónicas. El ayuno nos devuelve al equilibrio.

El ayuno induce una serie de adaptaciones metabólicas que ayudan a explicar sus beneficios para la salud.

Uno de estos mecanismos es la activación de la AMPK, enzima clave en la regulación del metabolismo energético, que promueve la autofagia y la utilización de las grasas como fuente de energía. Al mismo tiempo, aumenta la disponibilidad de NAD+, que activa a las sirtuinas (SIRT1, SIRT6, entre otras), implicadas en la reparación del ADN, el mantenimiento de los telómeros y mejorar el funcionamiento de las mitocondrias, que son las centrales energéticas de la célula.

El ayuno también disminuye la señalización de mTOR, un regulador del crecimiento celular. Cuando esta vía está demasiado activa, se asocia con el envejecimiento y con el desarrollo de tumores. Al disminuir su actividad, se favorecen los procesos de reparación y reciclaje celular.

Además, durante el ayuno aumentan los niveles de FGF-21, una hormona que ayuda a proteger frente a la obesidad, diabetes, cáncer y enfermedades autoinmunes, mientras que disminuye la IGF-1, relacionada con el envejecimiento y la carcinogénesis.

A nivel energético, el organismo cambia su forma de obtener energía: en lugar de depender principalmente de la glucosa, empieza a usar ácidos grasos, produciendo cuerpos cetónicos, que no solo sirven como combustible alternativo, sino que también ejercen efectos neuroprotectores al estimular la producción de BDNF, un factor clave para la plasticidad neuronal y la prevención de enfermedades neurodegenerativas.

Inflamación crónica

La inflamación es una respuesta natural del cuerpo para defenderse de infecciones o lesiones. Sin embargo, cuando esta respuesta se mantiene durante demasiado tiempo, se convierte en inflamación crónica, una condición dañina que está en la base de muchas enfermedades como la diabetes tipo 2, las enfermedades del corazón, la artritis y algunas enfermedades neurodegenerativas.

El ayuno ayuda a reducir esa inflamación persistente a través de varios mecanismos:

1. Menos moléculas inflamatorias

Durante el ayuno, el cuerpo produce menos sustancias que alimentan la inflamación, como la proteína C reactiva (PCR), la interleucina-6 (IL-6) y el factor de necrosis tumoral alfa (TNF-α). Al bajar los niveles de estas sustancias proinflamatorias, el organismo entra en un estado más equilibrado y menos inflamatorio.

2. Refuerzo del sistema inmune

El ayuno también contribuye a regenerar el sistema inmunológico, favoreciendo la renovación de células de defensa como linfocitos y macrófagos. La utilización de ácidos grasos como fuente de energía en lugar de glucosa modifica la actividad inmunológica, el sistema de defensa se vuelve más eficiente y menos propenso a reaccionar de manera exagerada.

3. Reducción del estrés oxidativo

El estrés oxidativo ocurre cuando en el cuerpo se acumulan moléculas dañinas llamadas radicales libres, que lesionan células y tejidos. El ayuno reduce esta producción y activa un sistema de defensa interna, que estimula la fabricación de antioxidantes naturales. Esto protege las células, reduce el daño acumulado y disminuye la inflamación.

4. Regulación hormonal

El ayuno también influye en hormonas que están relacionadas con la inflamación. Por ejemplo, el cortisol (la hormona del estrés) tiende a bajar con el ayuno, lo que ayuda a calmar procesos inflamatorios. La IGF-1, otra hormona vinculada al envejecimiento y a la inflamación, también disminuye, lo que se asocia con un efecto protector.

> El ayuno y la restricción calórica ejercen efectos antiinflamatorios a través de la modulación de diversas rutas moleculares y celulares. Hay una disminución en la producción de citoquinas proinflamatorias como IL-6, TNF-α y proteína C reactiva (PCR), lo cual contribuye a un entorno inmunológico menos reactivo. Asimismo, el ayuno promueve la regeneración y optimización funcional de células inmunes, reduciendo la hiperactivación del sistema defensivo. La práctica de ayuno atenúa la producción de especies reactivas de oxígeno (ROS) y activa la vía NRF2, favoreciendo la síntesis de enzimas antioxidantes y la detoxificación celular. Desde el punto de vista endocrino, se ha documentado una reducción de cortisol e IGF-1, hormonas estrechamente vinculadas con la inflamación y el envejecimiento celular. Por último, el ayuno modula la activación del factor nuclear kappa B (NF-κB), una vía central en la respuesta inflamatoria crónica, lo que en conjunto explica su potencial terapéutico en la prevención y tratamiento de patologías inflamatorias y degenerativas.

AUTOFAGIA

Como vimos antes, el ayuno activa procesos de reparación y regeneración celular que ayudan a frenar el envejecimiento. Una de las claves de este efecto es un mecanismo llamado *autofagia*, que literalmente significa *comerse a uno mismo*. Pero no hay que asustarse, la autofagia es un proceso muy beneficioso mediante el cual la célula recicla aquello que ya no sirve o que funciona mal.

Durante el proceso de autofagia, las células eliminan proteínas dañadas, restos acumulados, partes defectuosas de la propia célula e incluso agentes externos como bacterias o virus. De esta forma, no solo se mantienen más limpias y eficientes, sino que también se reduce la inflamación que estos desechos podrían causar en el organismo.

El ayuno y la restricción calórica son dos de los estímulos más potentes para activar la autofagia, ya que en esas condiciones el cuerpo se centra en aprovechar al máximo sus recursos, reparando lo que está dañado y eliminando lo que sobra.

Regulación del ritmo circadiano

Nuestro cuerpo funciona siguiendo un reloj interno que marca un ciclo de unas 24 horas, conocido como ritmo circadiano. Este ciclo regula procesos tan importantes como el sueño, la producción de hormonas o incluso la temperatura corporal.

El centro de este reloj está en el cerebro, en una zona llamada *núcleo supraquiasmático*, que recibe información de la luz que entra por los ojos. Según si es de día o de noche, el núcleo supraquiasmático envía señales para ajustar distintas funciones del organismo. Por ejemplo, estimula la producción de melatonina por la noche para favorecer el sueño, o de cortisol por la mañana para darnos energía y ponernos en marcha. También regula hormonas como la leptina y la grelina, que controlan el hambre y la saciedad.

Este reloj biológico se ha ido afinando a lo largo de la evolución para adaptarnos al ciclo natural de luz y oscuridad. Pero cuando se rompe —por ejemplo, por dormir mal, trabajar de noche, trasnochar o comer a deshoras— el organismo empieza a desajustarse. Estos cambios se asocian con un mayor riesgo de enfermedades metabólicas y cardiovasculares.

Aquí es donde entra en juego el ayuno. Limitar las horas en las que comemos ayuda a que el cuerpo vuelva a sincronizarse con el ciclo natural de día y noche. Comer durante las horas de luz y ayunar por la noche no solo mejora la calidad del sueño, sino que también favorece que los procesos de reparación y descanso ocurran en el momento adecuado.

> El ayuno influye en el ritmo circadiano de varias maneras:
>
> Melatonina: al respetar el ciclo de día y noche, el ayuno favorece una correcta producción de melatonina, mejorando el sueño nocturno.
>
> Sirtuinas: estas proteínas, activadas por el ayuno, ayudan a regular el reloj biológico y a adaptarse mejor a los cambios del entorno.
>
> Metabolismo energético: al gastar energía durante el día y repararse durante la noche, el cuerpo se ajusta mejor a sus necesidades naturales.
>
> Sensibilidad a la insulina: el ayuno mantiene más estables los niveles de glucosa, lo que repercute en un sueño más profundo y reparador.
>
> MicroARN: estas pequeñas moléculas regulan la actividad de ciertos genes y su desregulación está vinculada a diversas enfermedades, incluyendo cáncer, enfermedades cardiovasculares, trastornos neurológicos y alteraciones metabólicas. Cada vez hay más estudios que sugieren que el ayuno puede influir en ellos, contribuyendo así a mantener equilibrados los ciclos de sueño y vigilia.

AYUDA AL SISTEMA DIGESTIVO

Nuestro intestino no solo digiere alimentos, también necesita limpiarse de vez en cuando. Para eso cuenta con un mecanismo natural, llamado *complejo motor migratorio*, que consiste en una serie de contracciones rítmicas que barren el intestino delgado, eliminando restos de comida, bacterias y desechos que no deben quedarse allí.

Este mecanismo funciona únicamente cuando estamos en ayunas. Cada vez que ingerimos alimentos, el intestino interrumpe esta limpieza para volver a centrarse en la digestión. Por eso, si pasamos el día picando o comiendo de manera continua, el intestino nunca llega a completar su ciclo de depuración.

El ayuno permite que el complejo motor migratorio trabaje correctamente, dando al aparato digestivo tiempo suficiente para eliminar residuos y bacterias. Esto ayuda a prevenir problemas como la gastroparesia (cuando el estómago tarda demasiado en vaciarse), la pseudo-obstrucción intestinal (cuando el intestino parece bloqueado sin estarlo realmente) o el sobrecrecimiento bacteriano en el intestino delgado (SIBO), una condición en la que bacterias que normalmente no deberían estar allí se multiplican en exceso, generando gases, dolor y alteraciones digestivas.

Ayuno y microbiota intestinal

En nuestro intestino habita una comunidad inmensa de microorganismos conocida como microbiota intestinal. Este ecosistema regula funciones clave como la digestión, el metabolismo, la inmunidad e incluso la inflamación. Cuando se rompe su equilibrio, aparecen problemas que van desde molestias digestivas hasta enfermedades metabólicas y autoinmunes.

El ayuno tiene un efecto muy positivo sobre la microbiota. Durante los períodos de ayuno aumenta la diversidad de bacterias beneficiosas y se potencia el crecimiento de aquellas que producen ácidos grasos de cadena corta (como el butirato, el propionato y el acetato). Estas sustancias fortalecen la barrera intestinal, reducen la inflamación, nutren y reparan las células que recubren el intestino.

Además, el ayuno estimula bacterias que degradan y renuevan la mucosa intestinal, ayudando a mantener limpia la capa de moco que protege la pared del intestino.

El ayuno también influye en la motilidad intestinal (cómo se mueven los alimentos a lo largo del tubo digestivo) y en el ritmo circadiano del intestino, lo que repercute directamente en la actividad de la microbiota.

Los desequilibrios de la microbiota se han relacionado con problemas como el síndrome del intestino irritable y el SIBO. En muchos pacientes, tratar el sobrecrecimiento bacteriano mejora la motilidad intestinal y reduce síntomas digestivos, lo que confirma la importancia de mantener un ecosistema intestinal equilibrado.

En conjunto, los beneficios del ayuno sobre la microbiota se traducen también en mejoras metabólicas, como una mayor sensibilidad a la insulina y un menor riesgo de desarrollar enfermedades relacionadas con la inflamación crónica.

Mejora los niveles de la presión arterial y el perfil lipídico

El ayuno no solo ayuda a controlar el peso, también puede favorecer la salud del corazón y las arterias. Al dar descanso al cuerpo, se reduce la inflamación y el estrés que sufren los vasos sanguíneos, lo que favorece que las arterias estén más flexibles y menos rígidas. Esto facilita la circulación y ayuda a bajar la presión arterial.

Además, al perder grasa abdominal —la más peligrosa para la salud cardiovascular—, el cuerpo responde mejor al control de la tensión y al equilibrio del sistema nervioso, que regula cuándo debemos estar activos y cuándo relajarnos. Otro beneficio importante es la mejora del colesterol. El ayuno puede reducir los triglicéridos y el colesterol LDL (el malo), factores clave en la prevención de enfermedades del corazón.

El ayuno como apoyo en el tratamiento del cáncer

El ayuno también se está investigando como complemento en tratamientos contra el cáncer, especialmente en personas que reciben quimioterapia o radioterapia. Las células cancerígenas dependen mucho de la glucosa para crecer, mientras que las células sanas son más flexibles y pueden adaptarse a usar otras fuentes de energía, como los cuerpos cetónicos que se producen durante el ayuno.

Los ensayos preliminares sugieren que el ayuno intermitente o las dietas que imitan el ayuno pueden potenciar la eficacia del tratamiento oncológico, hacer que las células tumorales sean más sensibles a los medicamentos y, a su vez, proteger a las células sanas. Esto podría reducir efectos adversos comunes como las náuseas, la fatiga y el debilitamiento de la médula ósea, mejorando así la tolerancia terapéutica. Algunos estudios indican que ayunar desde el día previo hasta el día siguiente de la quimioterapia podría incrementar la efectividad del tratamiento y disminuir sus molestias. Sin embargo, la evidencia clínica aún es limitada, y su aplicación debe ser individualizada y supervisada por un médico, especialmente en pacientes con riesgo de desnutrición o con el sistema inmunológico debilitado.

En el caso de la radioterapia, se están explorando estrategias similares, aunque son más complicadas de aplicar porque este tratamiento suele ser diario y prolongado. Aun así, los resultados preliminares son prometedores.

23
Cuando ayunar (cuando comer)

«Comer cuando estás enfermo, es alimentar tu enfermedad»

Hipócrates

RITMO CIRCADIANO Y VENTANAS DE ALIMENTACIÓN

Una de las preguntas más habituales es: ¿cuándo es mejor comer o cuándo es mejor ayunar?

Hoy en día tenemos comida disponible a todas horas, y en su mayoría ultraprocesada, lo que hace que muchas personas estén picando casi todo el día. Este hábito no solo aporta calorías de más, sino que interfiere con los ritmos naturales del cuerpo.

Durante la noche, mientras dormimos, el cuerpo aprovecha para reparar tejidos, regenerar células y limpiar residuos. Si en ese momento le damos una gran carga de comida, la digestión compite con esos procesos de reparación, lo que puede restar eficiencia y, además, afectar la calidad del sueño.

Por otro lado, nuestro metabolismo está diseñado para comer de día y descansar de noche. Por la mañana el cuerpo utiliza mucho mejor los nutrientes y regula mejor la glucosa en sangre. A medida que avanza la tarde y llega la noche, esa capacidad disminuye. De hecho, se ha visto que comer tarde —especialmente después de las 8 de la noche— favorece los picos de azúcar en sangre y se relaciona con más riesgo de problemas metabólicos y enfermedades crónicas, incluso cáncer.

Por eso, lo más natural y beneficioso es concentrar la alimentación en las horas de luz, dejando que el ayuno ocurra durante la noche. Dicho de forma simple: come de día, ayuna de noche.

¿Cuál es la ventana óptima de alimentación?

No existe un único tipo de ayuno que funcione para todo el mundo, ya que depende de la salud, la edad y las circunstancias de cada persona. Sin embargo, de manera general, se ha visto que un ayuno nocturno de unas 12 horas ya es suficiente para aportar beneficios a nivel metabólico.

Un esquema sencillo y realista sería cenar temprano, entre las 19:00 y 20:00 horas, y volver a comer por la mañana. De esta forma se respeta el ritmo natural del cuerpo, que está diseñado para comer de día y reparar de noche.

Un aspecto muy importante es no saltarse el desayuno. De hecho, la palabra *des-ayuno* significa literalmente romper el ayuno. Numerosos estudios muestran que quienes omiten esta comida tienen más riesgo de obesidad, diabetes y enfermedades cardiovasculares.

Por eso, no se recomienda un modelo de ayuno en el que se cena tarde y en abundancia para luego saltarse el desayuno. Esa combinación no solo dificulta la pérdida de peso, sino que también puede ser perjudicial para la salud metabólica.

En resumen, la clave está en cenar ligero y temprano, y desayunar bien.

IDEA CLAVE

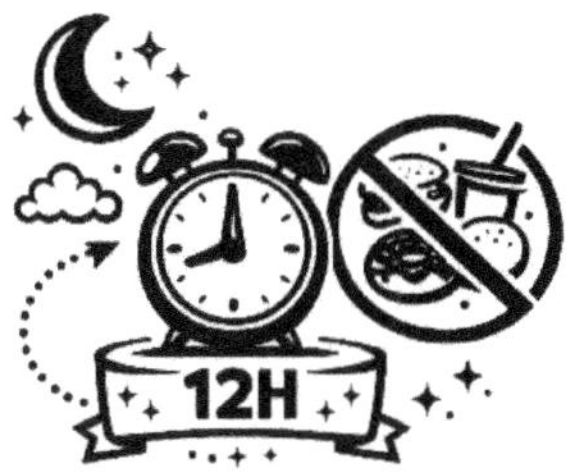

Ayuna durante 12 h, a ser posible por la noche.

Desayuna siempre, es la comida más importante.

«Saber es acordarse»

Aristóteles

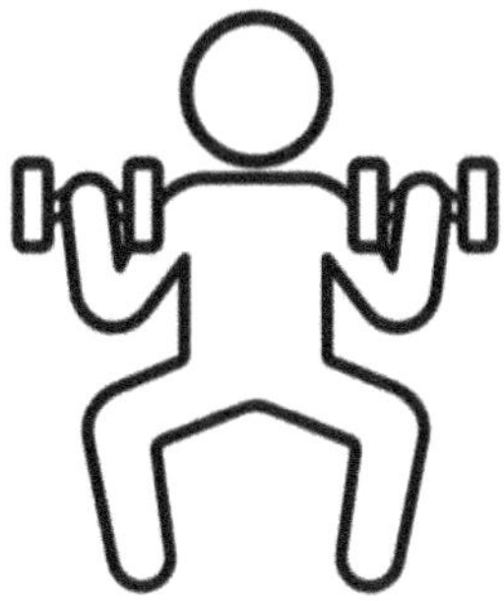

EJERCICIO

«El ejercicio es el mejor remedio para el cuerpo y la mente»

Hipócrates

24
El ejercicio como medicina

«Cuida de tu cuerpo, es el único lugar que tienes para vivir»

Jim Rohn

Nuestro cuerpo no solo nos lleva por la vida, también es el lugar donde la vivimos. Al igual que cuidamos nuestro cuerpo mediante la alimentación o el descanso, también necesitamos moverlo y fortalecerlo.

El ejercicio físico es una estrategia eficaz para mantener la salud que está al alcance de todos. De hecho, el ejercicio debería recetarse igual que se receta un medicamento o una dieta. El ejercicio físico nos ayuda a prevenir muchas enfermedades, pero también nos ayuda a tratarlas.

Beneficios del ejercicio físico

«El ejercicio es la medicina preventiva más barata y accesible que existe»
—James Levine

La ciencia ha demostrado que hacer ejercicio de forma regular es una de las mejores decisiones que podemos tomar para cuidar nuestra salud.

¿Te has preguntado alguna vez por qué los niños parecen tener energía infinita mientras que los adultos nos cansamos con facilidad? La respuesta está en unas pequeñas estructuras dentro de nuestras células llamadas *mitocondrias*.

Las mitocondrias son como las centrales eléctricas del cuerpo, se encargan de producir la energía que necesitamos para movernos, pensar y vivir. Pero, con el paso del tiempo, estas centrales se van desgastando. Ese deterioro mitocondrial es una de las principales causas del envejecimiento y también está relacionado con muchas enfermedades, entre ellas el cáncer.

Por eso, cientos de laboratorios en todo el mundo están investigando cómo proteger o reparar las mitocondrias. Hasta ahora, solo hay un método comprobado y sin efectos negativos: el ejercicio físico.

El ejercicio físico estimula la creación de nuevas mitocondrias, ayudando a mantener nuestras fábricas de energía jóvenes y funcionando mejor. En otras palabras, el ejercicio no solo fortalece los músculos, también rejuvenece nuestras células. Además, el ejercicio físico aumenta la masa muscular —y también el número de mitocondrias dentro de los músculos—. Gracias a esto, ganamos fuerza y energía para nuestras actividades diarias.

El músculo se comporta como un órgano endocrino. No solo nos permite movernos, sino que también participa activamente en muchas funciones del cuerpo. Al ejercitarnos, el músculo aumenta las reservas de glucógeno —la forma en la que el músculo almacena la energía—, retiene más agua y mejora la sensibilidad a la insulina, lo que favorece un metabolismo más saludable y ayuda a prevenir enfermedades como la diabetes tipo 2. Eso sí, hay que tener en cuenta que el glucógeno almacenado en el músculo solo puede ser usado por ese mismo músculo cuando lo necesita.

El ejercicio físico aporta otros beneficios que van mucho más allá de los músculos. Fortalece los huesos, aumentando su densidad y ayudando a prevenir la osteoporosis. También protege el corazón, reduciendo el riesgo de infartos y accidentes cerebrovasculares. A nivel mental, moverse con regularidad disminuye el estrés, la ansiedad y la depresión, y contribuye a una mayor sensación de equilibrio emocional y a un mejor estado de ánimo.

Practicar ejercicio de forma constante no solo ayuda a vivir más años, sino a hacerlo con mejor calidad de vida, ya que reduce el riesgo de obesidad, diabetes tipo 2 e incluso de algunos tipos de cáncer. Además, la actividad física mantiene el cerebro activo y ágil, favoreciendo la memoria y la función cognitiva, y mejora el equilibrio y la coordinación, lo que disminuye el riesgo de caídas, especialmente en personas mayores.

Y, por si fuera poco, hacer ejercicio con frecuencia puede motivar para adoptar hábitos más saludables, como dejar de fumar o cuidar mejor la alimentación.

EJERCICIO Y CÁNCER

«Que no sea tu cuerpo la primera sepultura de tu esqueleto»
—Jean Giradoux

En el caso de las personas con enfermedades crónicas o cáncer, el ejercicio no es solo recomendable, sino que se ha convertido en una parte esencial del tratamiento, formando parte de lo que se llama *tratamiento integral.* Mantenerse activo durante y después de los tratamientos ayuda a:

- **Mejorar la tolerancia a los tratamientos**, disminuyendo algunos de sus efectos secundarios, como por ejemplo la fatiga, que es uno de los síntomas más frecuentes durante la quimioterapia o la radioterapia.
- **Mantener la fuerza muscular y ósea**, evitando la pérdida de masa muscular y fragilidad.
- **Proteger el corazón y el sistema inmunológico**, que suelen verse afectados por los tratamientos.
- **Mejorar el estado de ánimo**, disminuyendo la ansiedad, la depresión y aumentando la sensación de control sobre la enfermedad.

El ejercicio, adaptado a cada persona, no solo mejora la calidad de vida durante la enfermedad, sino que también puede aumentar la supervivencia.

¿Qué pasa si no nos movemos?

«No existe persona sedentaria sana»
—Vladimir Zatsiorsky

La inactividad física representa un grave problema de salud a nivel global, especialmente en los países desarrollados.

Pasar la mayor parte del día sentados —en el trabajo, en el sofá o frente al ordenador— aumenta el riesgo de enfermedades del corazón y de los vasos sanguíneos, diabetes tipo 2 y problemas metabólicos, dolor de espalda y problemas musculares, fragilidad y pérdida de independencia en la edad avanzada.

Algunos estudios sugieren que un estilo de vida sedentario es un predictor de mortalidad más fuerte que factores de riesgo tradicionales como el tabaquismo, la hipertensión o la diabetes.

¿Y los riesgos del ejercicio?

«Lo que no se mueve, se atrofia»
—Hipócrates

Es cierto que, aunque el ejercicio ofrece numerosos beneficios para la salud, también implica ciertos riesgos, siendo los más comunes las lesiones musculoesqueléticas, como esguinces, desgarros o distensiones. Sin embargo, los problemas graves como un infarto o una arritmia durante el ejercicio son extremadamente poco frecuentes.

Lo importante es entender que los beneficios del ejercicio superan con creces los posibles riesgos. Además, con una buena planificación, un inicio progresivo y, en algunos casos, la supervisión de un profesional, el ejercicio es seguro incluso para personas con enfermedades crónicas o graves.

En las siguientes páginas vamos a responder a algunas preguntas clave sobre el ejercicio:

- ¿Qué es realmente el ejercicio físico?
- ¿Qué tipos de ejercicio existen y cuál es el mejor para ti?
- ¿Cuánto ejercicio necesitas para notar beneficios en tu salud?
- ¿Cómo empezar y mantener la motivación?
- ¿Qué papel juega la alimentación cuando hacemos ejercicio?

25
¿Qué es el ejercicio?

«No hay ningún medicamento que tenga el mismo impacto que una rutina de ejercicios regular»

Michael Joyner

Cuando hablamos de actividad física y de ejercicio, no nos referimos exactamente a lo mismo.

Actividad física es cualquier movimiento que nos hace gastar energía, como caminar, bailar, limpiar la casa, jugar con los hijos o subir las escaleras.

Ejercicio, en cambio, es moverse de manera más organizada y planificada con el objetivo de cuidar la salud, mejorar la fuerza y mantener la independencia en la vida diaria.

El ejercicio nos ayuda a desarrollar cuatro capacidades básicas del cuerpo: *resistencia, fuerza, flexibilidad y velocidad*. Todas ellas son necesarias para la vida diaria: levantarnos de la cama, llevar las bolsas de la compra, agacharnos sin dolor o reaccionar a tiempo ante un tropiezo. Veamos cada una de estas capacidades.

Resistencia

Resistencia es la capacidad de aguantar una actividad durante mucho tiempo sin cansarnos demasiado. Entrenar la resistencia mejora el funcionamiento del corazón y los pulmones. Además, favorece la pérdida de grasa y mejora el metabolismo muscular.

Hay dos tipos de resistencia:

- **Resistencia aeróbica**, que se desarrolla con los esfuerzos de baja o media intensidad mantenidos en el tiempo, como caminar a buen ritmo, correr suave o nadar. Primero se usa la energía almacenada en los músculos y el hígado, y

después la grasa. Es ideal para cuidar el corazón, el colesterol, el peso y también para calmar la ansiedad.
- **Resistencia anaeróbica**, que se desarrolla con los esfuerzos muy intensos y cortos, como un sprint de 100 metros o subir corriendo unas escaleras. Aunque dura poco, también fortalece el corazón y mejora la capacidad de recuperación.

Fuerza

La fuerza es la capacidad de los músculos para empujar o tirar contra una resistencia. La necesitamos para tareas tan simples como abrir un frasco, levantarnos de una silla o cargar peso.

Podemos desarrollar o entrenar dos tipos de fuerza:

- **Fuerza resistencia**: Consiste en mantener un esfuerzo durante mucho tiempo, como al nadar, remar o pedalear en bicicleta.
- **Hipertrofia**: El objetivo es aumentar el tamaño de los músculos, algo que se trabaja con pesas, bandas elásticas o incluso con nuestro propio peso corporal (flexiones, sentadillas).

Estos son los dos tipos de fuerza que más nos interesan, aunque existen otros dos tipos de fuerza. **Fuerza potencia,** que busca moverse con la máxima rapidez posible, como al dar un salto o un golpe explosivo; y **fuerza máxima**, que es la mayor fuerza que podemos hacer en un único esfuerzo, como levantar una carga muy pesada. Los ejercicios de potencia y fuerza máxima están destinados a deportistas de alto rendimiento, por lo que no se recomiendan en programas de salud general, porque aumenta el riesgo de lesiones y de sobrecarga cardiovascular.

Flexibilidad

La flexibilidad es la capacidad de mover nuestras articulaciones sin dificultad y sin dolor. Gracias a ella podemos agacharnos, estirarnos o girar sin sufrir lesiones. Se puede trabajar con **estiramientos estáticos** (mantener la postura unos segundos) o **dinámicos** (mover suavemente las articulaciones).

Velocidad

La velocidad es la capacidad de movernos lo más rápido posible. Es esencial para la agilidad y el rendimiento en deportes de alta demanda.

En función de estas cualidades físicas, el ejercicio puede clasificarse en distintos tipos, y lo ideal es combinarlos para obtener beneficios completos.

26
Prescripción de un programa de ejercicios

«El cuerpo humano está hecho para moverse.
El ejercicio es una necesidad fisiológica, no un lujo»

Kenneth Cooper

El ejercicio es una herramienta tan efectiva como un buen medicamento, pero con la ventaja de que prácticamente no tiene efectos secundarios cuando se adapta bien a cada persona. Por eso, es importante que la práctica no se deje al azar, sino que se planifique de manera individualizada, teniendo en cuenta la edad, el estado de salud y las capacidades de cada uno.

Los aspectos más importantes de un buen programa de ejercicio son:

- **Frecuencia**: Cuántos días a la semana lo practicamos.
- **Duración**: Cuánto tiempo dedicamos en cada sesión.
- **Intensidad**: Con qué esfuerzo realizamos la actividad.
- **Tipo de ejercicio**: Lo ideal es combinar ejercicios que trabajen el corazón y los pulmones (resistencia), los músculos y huesos (fuerza), y la movilidad (flexibilidad).

EJERCICIOS DE RESISTENCIA (*ENDURANCE TRAINING*)

Los ejercicios de resistencia, sobre todo aeróbica, son los que hacen trabajar al corazón y a los pulmones. Incluyen caminar, correr, nadar, bailar o montar en bicicleta. Es uno de los pilares fundamentales de cualquier prescripción de ejercicio, con amplia evidencia que respalda sus beneficios para la salud. Además de proteger el corazón y reducir el riesgo de infarto, ayudan a controlar el peso y el azúcar en sangre, mejoran el estado de ánimo, controlan la ansiedad y reducen el riesgo de algunos tipos de cáncer.

Existe suficiente evidencia que, para obtener estos beneficios, hay que realizar al menos **150 minutos a la semana** de ejercicio moderado (como caminar rápido) o **75 minutos a la semana** de ejercicio vigoroso (como correr). Pero esta es la recomendación mínima. Sería preferible llegar a **300 minutos** de ejercicio moderado o **150 de vigoroso** a la semana, y si es más, mejor.

Lo ideal sería realizar ejercicio de resistencia al menos **3 días a la semana**, 30 minutos o más por sesión, dependiendo de la intensidad, hasta llegar al tiempo semanal recomendado. Pero si no dispones de tiempo durante la semana, dos sesiones de 75 minutos o incluso una sesión de 150 minutos podrían ofrecer beneficios comparables.

Algunos estudios sugieren que, si no puedes realizar las sesiones de ejercicio de forma seguida, se puede hacer en períodos de 5 a 10 minutos a lo largo del día, con beneficios similares.

La intensidad del ejercicio determina en gran parte sus efectos. Es conveniente que la intensidad sea al menos moderada para lograr beneficios significativos en la salud. Al aumentar la intensidad del ejercicio se producen beneficios similares en un período más corto, es decir, que podemos aumentar la intensidad y reducir el tiempo de entrenamiento con los mismos beneficios que un entrenamiento de menor intensidad durante más tiempo.

Una forma práctica de medir la intensidad del ejercicio es la *prueba del habla*: durante un ejercicio de intensidad moderada puedes hablar, pero no cantar; y durante un ejercicio vigoroso te cuesta mantener una conversación.

Los resultados de grandes estudios sugieren que realizar algún ejercicio vigoroso se asocia con una menor mortalidad por todas las causas. En personas no entrenadas se debe comenzar a hacer ejercicio a una intensidad leve o moderada y aumentarla progresivamente durante semanas o meses.

Ejercicios de fuerza (*resistance training*)

A la recomendación de ejercicio aeróbico hay que añadir la recomendación de realizar actividades de fortalecimiento muscular.

> Los términos en inglés *resistance* (que se refiere a fuerza) y *endurance* (que se refiere a resistencia, aguante) se traducen al español en ambos casos como resistencia. Esta puede ser la razón por la que a veces nos referimos a los ejercicios de fuerza como de resistencia y para los ejercicios de resistencia utilizamos el término *cardio*.

Los ejercicios de fuerza son los que fortalecen los músculos y ayudan a mantener los huesos firmes. Con la edad, tendemos a perder masa muscular (se llama sarcopenia) y densidad ósea (se llama osteopenia), lo que aumenta el riesgo de caídas y fracturas. El entrenamiento de fuerza puede frenar ese proceso de pérdida de masa muscular y ósea. Además, tiene otros beneficios como mejorar la postura y el equilibrio, reduce el riesgo de enfermedades crónicas y favorece la autonomía en tareas cotidianas.

> El entrenamiento de fuerza implica el reclutamiento tanto de unidades motoras de umbral bajo (fibras tipo I, de contracción lenta) como de umbral alto (fibras tipo II, capaces de generar mayor fuerza). La evidencia indica que gran parte de la pérdida muscular relacionada con la edad se debe a la denervación y desaparición de fibras tipo II.
>
> En adultos mayores, se ha demostrado que el entrenamiento de fuerza a largo plazo estimula el crecimiento de fibras tipo II y atenúa la sarcopenia; sin embargo, las actividades físicas de baja intensidad no tienen este efecto.

Necesitamos trabajar los músculos al menos **2 o 3 veces por semana**. Esto es esencial para prevenir la pérdida de masa muscular y mantener la fuerza necesaria para la vida diaria.

El entrenamiento de fuerza requiere una planificación individualizada, especialmente en adultos mayores o con comorbilidades. Es recomendable comenzar con ejercicios de baja intensidad en individuos sedentarios o sin experiencia, aumentando progresivamente la carga.

El objetivo no es el rendimiento deportivo, sino aumentar o al menos mantener la masa muscular, prevenir la pérdida de fuerza y mejorar la calidad de vida.

Los entrenamientos más recomendables son los de fuerza resistencia en fases iniciales o durante tratamientos médicos, y el entrenamiento de la hipertrofia cuando el estado clínico lo permite. No podemos aumentar el número de músculos que tenemos en el cuerpo, pero sí que podemos aumentar su tamaño. Recuerda que el músculo se considera un órgano endocrino que capta el exceso de azúcar que circula en sangre y lo almacena. De esta forma podemos evitar el exceso de glucosa en sangre y enfermedades como el síndrome metabólico.

Eso sí, aunque el desarrollo de la masa muscular es sumamente beneficioso para la salud —mejora la sensibilidad a la insulina, aumenta el gasto energético basal, protege frente a la pérdida de masa ósea y reduce el riesgo de fragilidad—, no lo es cuando se logra mediante el uso de anabolizantes u otras sustancias que estimulan de forma artificial su crecimiento. Estos productos alteran el equilibrio hormonal del organismo y pueden producir efectos adversos relevantes, tanto a corto como a largo plazo, incluyendo disfunciones endocrinas, daño hepático y cardiovascular, alteraciones metabólicas y trastornos del estado de ánimo. El músculo que realmente protege la salud es aquel que se desarrolla de manera fisiológica, como resultado del ejercicio regular, una alimentación adecuada y un descanso suficiente, y no el que se obtiene forzando al organismo más allá de sus mecanismos naturales de adaptación.

Fuerza resistencia

El entrenamiento de la fuerza resistencia está indicado especialmente en personas frágiles o con limitaciones físicas, en pacientes en fase de recuperación o con tratamientos médicos (por ejemplo, en pacientes oncológicos). Es ideal para mejorar la capacidad funcional —subir escaleras, caminar largas distancias— y prevenir la fatiga.

Para este tipo de ejercicio hay que utilizar cargas intermedias, realizar 2-3 series de hasta 12 repeticiones en cada serie, y descansos de menos de 30 segundos entre serie y serie.

Hipertrofia

El entrenamiento de la hipertrofia es para aumentar el tamaño de los músculos. Estos ejercicios no están destinados solo a los que se quieren poner *cachas*, sino que es el mejor ejercicio para evitar o revertir la sarcopenia en adultos mayores y pacientes debilitados, mejora la composición corporal —más músculo, menos grasa—, y es sumamente beneficioso para aumentar la capacidad funcional y la fuerza en tareas cotidianas.

Para el entrenamiento de la hipertrofia hay que utilizar cargas altas, 3-6 series de 6-12 repeticiones, y descansos de 30–90 segundos entre series.

Antes he hablado de cargas intermedias y cargas altas, que no es otra cosa que el peso que tenemos que levantar o mover. Para calcularlo necesitamos saber lo que es repetición máxima (RM), que es el peso máximo que una persona puede levantar una sola vez en un ejercicio. A partir de ese valor, se calculan los porcentajes de carga adecuados para entrenar los diferentes tipos de fuerza. Por ejemplo, si una persona puede levantar como máximo 10 kg una sola vez (10 Kg es su RM), entonces 5 kg serían el 50 % de su RM. Para el entrenamiento de fuerza resistencia se recomienda utilizar cargas menores del 65% de la RM y para el entrenamiento de la hipertrofia cargas entre el 65 y el 85% de la RM.

Formas de entrenar la fuerza

El entrenamiento de fuerza puede realizarse sin ningún equipo, con el propio peso corporal, o utilizando distintas herramientas. La elección dependerá del estado de salud, la experiencia, la edad y los objetivos de cada persona.

a. Entrenamiento con el peso corporal: Se utiliza el propio peso como resistencia, por lo que no requiere material y es accesible en cualquier lugar. Esta forma de entrenamiento puede ser útil especialmente en personas no entrenadas, pacientes en rehabilitación o personas con poca experiencia previa en ejercicio. Tiene la limitación de que el progreso es más difícil a largo plazo (a menos que engordemos), ya que la carga está limitada por el peso corporal.

b. Bandas elásticas de resistencia: Están fabricadas en distintos grosores, por lo que ofrecen varios niveles de resistencia. Son ligeras, portátiles, económicas y seguras. Son ideales para principiantes, programas domiciliarios, adultos mayores o pacientes en tratamiento médico.

c. Máquinas de entrenamiento: Diseñadas para guiar los movimientos y ofrecer seguridad. La mayoría de los ejercicios con máquinas se realizan sentado o acostado, lo que puede ser preferible a los ejercicios de pie para ciertos pacientes —por ejemplo, los que tienen problemas de equilibrio, visión o función vestibular, neuropatías o amputaciones—.

d. Mancuernas y pesas rusas (kettlebells): Permiten trabajar de forma libre con distintos rangos de peso. Son versátiles y permiten aumentar la carga gradualmente, aunque requieren una técnica correcta y supervisión inicial para evitar lesiones. Son ideales para mejorar la fuerza y la coordinación de forma progresiva.

e. Entrenamiento con barra: Utiliza barras largas con discos ajustables, permitiendo un control preciso de la carga. Está indicada para personas con experiencia previa o que entrenan bajo supervisión profesional.

Para pacientes oncológicos o con enfermedades graves, la prioridad no es levantar el máximo peso posible, sino mantener la masa muscular, la movilidad y la autonomía funcional. En la mayoría de los casos, se recomiendan bandas elásticas y peso corporal asistido al inicio. Se puede hacer una progresión gradual hacia mancuernas ligeras o máquinas guiadas. El entrenamiento con barra puede introducirse más adelante, siempre con cargas bajas y supervisión.

Sobrecarga progresiva

Sobrecarga progresiva significa ir aumentando poco a poco la dificultad —más repeticiones, más peso o menos descansos— para que los músculos sigan estimulándose.

Por eso, las personas que solo realizan actividades ligeras como caminar pequeñas distancias o jardinería, pero sin un componente estructurado de carga o intensidad, desarrollan más fácilmente fragilidad, sarcopenia y comorbilidades con el envejecimiento.

Ejercicios de flexibilidad y movilidad

Son los que mantienen las articulaciones y músculos ágiles, para movernos sin dolor ni rigidez. Incluyen estiramientos y actividades como yoga, pilates o tai chi.

Se recomienda realizarlos después del entrenamiento aeróbico o de fuerza, cuando los músculos están calientes, con movimientos lentos y sostenidos (nunca con rebotes bruscos).

Dedicar al menos 10 minutos a la flexibilidad —especialmente al final de una sesión de ejercicio— ayuda a prevenir lesiones y a mantener una buena postura corporal y el equilibrio, previene la rigidez muscular y reduce el riesgo de caídas y lesiones.

Otros tipos de ejercicio

Ejercicios de equilibrio, como caminar talón-punta en línea recta o practicar tai chi, son muy útiles para mejorar la estabilidad postural y en personas mayores para prevenir caídas.

Entrenamiento en intervalos de alta intensidad (HIIT): Consiste en alternar episodios breves de ejercicio cardiovascular (y ejercicios de fuerza) de alta intensidad con períodos cortos de recuperación de baja intensidad o descanso completo. El objetivo es alcanzar un alto nivel de entrenamiento en menos tiempo. Mejora la resistencia en poco tiempo, pero debe adaptarse con precaución, sobre todo en personas con problemas de salud.

Entrenamiento mixto (fuerza y cardio), también llamado *entrenamiento en circuito*, se practica en programas tipo CrossFit. Combina ejercicios para todos los grupos musculares principales con intervalos de recuperación cortos y actividad continua, favoreciendo simultáneamente el desarrollo de fuerza y resistencia cardiovascular.

Entrenamiento funcional: Ejercicios que imitan movimientos de la vida diaria, como agacharse, empujar o cargar peso. Muy útil para ganar autonomía.

ENTRENAMIENTO COMBINADO

Hacer fuerza y cardio el mismo día puede ser útil, pero conviene separar los grupos musculares trabajados o hacerlo en días alternos, especialmente si el objetivo es ganar fuerza o masa muscular.

Existen evidencias sobre lo que se conoce como el *fenómeno de interferencia*, es decir, cuando se combinan simultáneamente el entrenamiento de fuerza y el de resistencia. Se ha observado una capacidad reducida de desarrollo de fuerza cuando ambos tipos de entrenamiento se realizan en la misma sesión o afectan a los mismos grupos musculares.

Por lo tanto, para objetivos de fuerza máxima o hipertrofia, es preferible separar las sesiones de fuerza y resistencia, o al menos evitar trabajar los mismos grupos musculares dentro de una misma jornada.

Calentamiento y enfriamiento

Antes de empezar un ejercicio intenso, conviene calentar con movimientos suaves —caminar, mover brazos y piernas— para preparar al cuerpo.

Al final del entrenamiento, hacer unos minutos de ejercicio ligero y estiramientos ayuda a la recuperación, evita mareos y disminuye el riesgo de lesiones.

Contraindicaciones para hacer ejercicio

Las razones más comunes para no hacer ejercicio incluyen enfermedad aguda o hemorragia. En tales circunstancias, suele ser mejor descansar y recuperarse antes de realizar ejercicio intenso, aunque en muchas circunstancias, los pacientes pueden realizar una actividad ligera para mantener cierto nivel de condición física.

Las exacerbaciones o los brotes agudos de enfermedades crónicas pueden limitar el ejercicio. En algunos casos, se pueden utilizar formas alternativas de ejercicio que no agraven la afección aguda. Por ejemplo, un paciente que experimente un brote agudo de osteoartritis puede nadar o hacer ejercicios aeróbicos acuáticos.

27
Hacer del ejercicio un hábito

«Cuidar el cuerpo a través del ejercicio es una inversión en la vida»

Michael Lauer

Cuando vivíamos en las cavernas estábamos obligados a movernos casi todo el día. Pero hoy día, salvo que tengas un trabajo físico, como el de la construcción, seguramente pasas gran parte del día sentado sin moverte. Por eso tenemos que hacer ejercicio, como una actividad impuesta y obligada.

Hacer ejercicio no es solo ir al gimnasio o salir a correr. Se trata de mover el cuerpo con regularidad para cuidar la salud, tener más energía y sentirnos mejor. La clave no está en hacer mucho en un solo día, sino en convertir el ejercicio en un hábito, como cepillarse los dientes o desayunar.

Muchas personas empiezan motivadas, pero lo dejan al poco tiempo porque no lo integran en su vida diaria. La buena noticia es que hay estrategias sencillas para conseguir que el ejercicio se convierta en una parte natural de tu rutina.

1. **Empieza poco a poco**. Si nunca has hecho ejercicio, empieza con 10 minutos al día. Lo importante es la regularidad, no la cantidad.
2. **Elige algo que disfrutes**. No todos disfrutan del mismo tipo de ejercicio. A unos les gusta bailar, a otros nadar o caminar por el parque. Si lo disfrutas, será mucho más fácil mantenerlo.
3. **Inclúyelo en tu rutina diaria**. Haz del ejercicio una cita fija, como el desayuno o el trabajo. Puedes caminar después de comer, subir las escaleras en lugar del ascensor o hacer estiramientos antes de dormir.

4. **Pon metas realistas y alcanzables**. En lugar de proponerte ir al gimnasio todos los días, empieza con tres veces por semana 20 minutos. Al cumplir pequeños objetivos, ganarás confianza y motivación.
5. **Busca compañía**. Hacer ejercicio acompañado aumenta el compromiso y lo hace más divertido. Un amigo, un grupo de caminata o incluso tu mascota pueden acompañarte en este proceso.
6. **Recuerda los beneficios inmediatos**. A veces pensamos solo en el largo plazo (prevenir enfermedades), pero el ejercicio también te ayuda hoy: mejora tu ánimo, reduce la ansiedad, te da más energía y mejora el sueño.
7. **Sé flexible y amable contigo mismo**. Habrá días en los que no puedas entrenar o te sientas cansado. No pasa nada. Retómalo al día siguiente. Lo importante es la constancia a largo plazo, no la perfección.
8. **Asocia el ejercicio a algo positivo**. Escucha música, un pódcast o un audiolibro mientras caminas o pedaleas. Haz que ese momento sea agradable y esperes con ganas repetirlo.
9. **Celebra tus logros**. Cada avance cuenta. Date crédito y reconócelo, porque mantener el hábito ya es un gran logro.
10. **Lleva un registro**. Anota tus progresos en una libreta, calendario o aplicación. Ver cómo avanzas, aunque sea poco a poco, motiva mucho. También puedes ayudarte usando herramientas de medición. Hoy en día contamos con muchas herramientas que nos ayudan a medir nuestra actividad física:

    - **Relojes inteligentes**: Permiten medir el ritmo cardiaco, el tiempo de actividad y los períodos de sedentarismo.

- **Podómetros**: Registran los pasos diarios. Su uso se ha asociado con descensos en el peso y la presión arterial.
- **Aplicaciones móviles de salud**: Convierten el ejercicio en un reto personal. Una revisión científica mostró que las personas que las utilizan aumentan su actividad diaria en un promedio de 1.850 pasos más al día, lo que equivale a unos 15 minutos adicionales de caminata.

INCORPORAR EL EJERCICIO A LA JORNADA LABORAL

«La mejor forma de mantenerse saludable es ejercitar el cuerpo y calmar la mente»
—Hans Selye

La ciencia muestra que hacer ejercicio moderado o intenso con regularidad reduce claramente el riesgo de enfermedades crónicas. Incluso breves períodos de movimiento ligero —2 minutos cada hora— ya generan beneficios en la salud y reducen el impacto del sedentarismo. Esto significa que moverse a menudo durante el día puede ser tan beneficioso como hacer ejercicio intenso unas pocas veces por semana.

Uno de los grandes obstáculos para hacer ejercicio es la falta de tiempo. Sin embargo, pequeños cambios durante la jornada laboral pueden tener un impacto muy positivo en la salud.

Se pueden utilizar varias estrategias en el lugar de trabajo para aumentar la actividad a lo largo de la jornada:

- Aparcar el coche más lejos o bajarse una parada antes del transporte público.
- Usar las escaleras en lugar del ascensor.
- Incorporar escritorios para trabajar de pie o caminar en cinta.
- Levantarse y estirar cada 30–60 minutos.

- Sustituir correos electrónicos o llamadas por visitas en persona.
- Realizar reuniones de pie o caminando.
- Si la empresa lo permite, contar con un espacio de ejercicio o actividades dirigidas.

El ejercicio no debería ser un castigo (que para la mayoría de nosotros lo es). No importa la edad, la condición física ni las limitaciones: siempre se puede hacer algo, adaptado a cada persona. Convertir el ejercicio en un hábito es apostar por más salud y más vitalidad.

28
Nutrición y ejercicio

«Si el ejercicio fuera una píldora, todo el mundo la tomaría»

Nick Cavill

El ejercicio y la alimentación van de la mano. Para poder movernos con energía y recuperarnos después, el cuerpo necesita un buen combustible. Una alimentación adecuada ayuda a aprovechar mejor los beneficios del ejercicio y a proteger la salud.

- Priorizar frutas y verduras de todos los colores.
- Incluir proteínas saludables: legumbres, frutos secos, pescado azul.
- Usar grasas buenas: aceite de oliva, aguacate, frutos secos.
- Elegir cereales integrales —pan y arroz integral, avena— en lugar de refinados —pan blanco, arroz blanco, bollería, cereales azucarados—.

El momento de la ingesta

No solo importa lo que comemos, sino también cuándo lo hacemos.

Antes del ejercicio: una comida ligera rica en carbohidratos saludables —fruta, avena, pan integral con aguacate— aporta energía. Evita comidas copiosas o muy grasas justo antes de entrenar.

Durante el ejercicio: si dura menos de una hora, basta con hidratarse. Si dura más, puedes añadir algo ligero como fruta o frutos secos.

Después del ejercicio: consumir proteínas de alta calidad dentro de las dos horas posteriores al ejercicio estimula la síntesis de proteínas musculares y ayuda a la recuperación.

Sin embargo, para los deportistas principiantes y recreativos, simplemente una dieta saludable rica en verduras y frutas, formas magras de proteínas y grasas saludables es suficiente y no deberíamos preocuparnos por el momento de la ingesta.

HIDRATACIÓN

El agua es tan importante como la comida cuando hacemos ejercicio. Durante la actividad física podemos perder alrededor de 1 litro de agua por hora, además de sales minerales.

Para la mayoría de las personas, beber cuando se tiene sed es suficiente, sobre todo si el ejercicio es suave o moderado. Pero si el esfuerzo es intenso o dura más de una hora, puede ser útil pesarse antes y después de entrenar para calcular la pérdida de líquidos y beber agua de manera regular.

«Mens sana in corpore sano»

Décimo Junio Juvenal

LO ESENCIAL

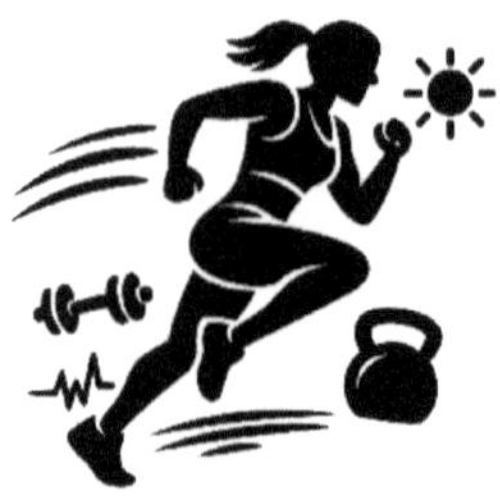

Realiza al menos 20 minutos de ejercicio cada día;
y si es más mejor.

Combina ejercicio aeróbico (cardio), al menos tres días a la semana, con entrenamiento de fuerza (pesas), otros tres días.

«No basta con saber, se debe también aplicar.
No es suficiente querer, se debe también hacer»

Johann Wolfgang von Goethe

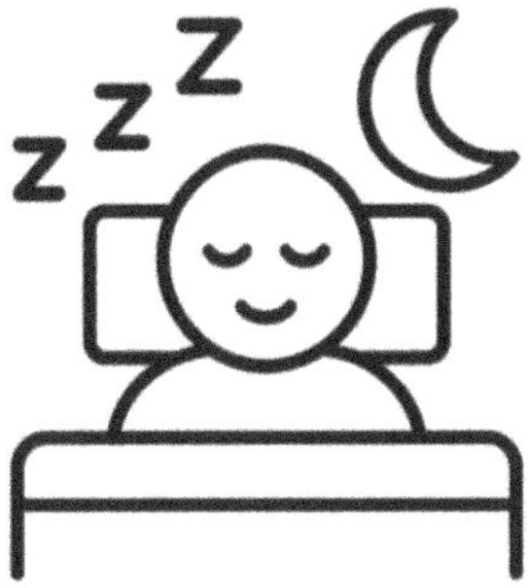

SUEÑO

«El sueño es el bálsamo que alivia las heridas del alma»

William Shakespeare

29
El misterio del sueño

«El sueño es el alivio de las miserias
para los que las padecen despiertos»

Miguel de Cervantes

Todos los animales duermen, a pesar de que es un periodo en el que están desprotegidos y expuestos a los depredadores. Si la evolución nos ha diseñado así será por algo, tendrá su importancia.

Aunque pasamos alrededor de un tercio de nuestra vida durmiendo, el sueño sigue siendo uno de los grandes misterios de la biología. Lo que sí sabemos con certeza es que dormir bien es tan importante como alimentarse correctamente o hacer ejercicio. Sin sueño, simplemente no podríamos sobrevivir.

El sueño es un estado en el que el cuerpo y el cerebro siguen trabajando. Durante el sueño se regeneran los tejidos, se regula el metabolismo, se equilibran las emociones y se consolidan los recuerdos. Cuando no dormimos lo suficiente, aumenta de manera notable el riesgo de padecer enfermedades como diabetes, hipertensión, depresión o problemas cardíacos. Los especialistas recomiendan dormir entre siete y nueve horas cada noche para que el cuerpo y la mente funcionen correctamente.

30
La arquitectura del sueño

«El sueño es una pequeña muerte que restaura la vida»

Arthur Schopenhauer

El sueño es mucho más complejo de lo que parece. A lo largo de la noche atravesamos por varios ciclos que duran entre 90 y 120 minutos cada uno. Cada ciclo incluye fases de sueño ligero, fases profundas y una fase llamada sueño REM (*Rapid Eye Movement*), donde soñamos con más intensidad y el cerebro organiza la memoria y el aprendizaje.

En la infancia predomina el sueño profundo, indispensable para el crecimiento y el desarrollo cerebral. Con la edad, el sueño se hace más ligero y fragmentado, lo que explica por qué muchas personas mayores se despiertan varias veces durante la noche.

31
Las funciones del sueño

«El que duerme bien, vive bien»

Proverbio español

Dormir bien no es simplemente descansar. Como ya hemos visto, mientras dormimos, el cuerpo y la mente trabajan en procesos esenciales como reparar tejidos, regular hormonas, limpiar el cerebro de sustancias de desecho, fortalecer defensas y mantener en equilibrio las emociones. Veamos con más detalle algunas de estas funciones.

Reparación y restauración

Durante las fases más profundas del sueño, el organismo activa mecanismos de reparación y regeneración.

Metabolismo y hormonas: Dormir bien ayuda a que la insulina regule de forma correcta el azúcar en sangre. Si dormimos poco, el riesgo de diabetes tipo 2 aumenta.

Control del apetito: El sueño regula las hormonas del hambre (grelina) y la saciedad (leptina). Cuando no dormimos lo suficiente, solemos tener más apetito, especialmente de alimentos ricos en azúcar y grasas. Se ha visto que la gente que duerme menos tiene más tendencia a la obesidad.

Crecimiento y reparación muscular: Mientras dormimos, especialmente en las primeras horas, se libera la hormona del crecimiento, esencial para reparar músculos y tejidos. También favorece la síntesis de proteínas, lo que ayuda al cuerpo a recuperarse tras un esfuerzo físico.

Reducción del estrés: El sueño regula el cortisol (hormona del estrés), evitando que se mantenga elevado y dañe la salud.

Reloj biológico: Aunque se piensa que la melatonina facilita el inicio del sueño al disminuir la vigilia y aumentar la sensación de somnolencia, la relación de la melatonina con la inducción del sueño aún no está clara del todo.

Nuestro cuerpo libera melatonina cuando oscurece, lo que parecería relacionarla con el sueño. Sin embargo, los animales nocturnos también liberan melatonina por la noche, que es cuando están más activos.

> En la retina, además de los conos y los bastones, hay un tercer tipo de células fotorreceptoras llamadas *células ganglionares de la retina fotosensibles*. Estas células no intervienen en la visión, sino que detectan la luminosidad, y esta información la envían al hipotálamo, concretamente a los núcleos supraquiasmáticos, que son los que controlan los ritmos circadianos. Los núcleos supraquiasmáticos están en comunicación con la glándula pineal, que es la encargada de liberar la melatonina.

Limpieza del cerebro: La sensación de sueño, además de por la melatonina, también se debe al acúmulo en el cerebro de ciertas sustancias de desecho, en especial la adenosina. Es solo durante la noche cuando el cerebro es capaz de eliminar estas sustancias. El sueño parece estar asociado con un aumento del espacio entre las neuronas, lo que ayuda a eliminar mejor los desechos y toxinas acumuladas. El sueño funciona como un sistema de limpieza nocturna del cerebro.

Además de la adenosina —responsable de la somnolencia—, hay otras sustancias de desecho, como las proteínas beta-amiloides, relacionadas con enfermedades neurodegenerativas como el Alzheimer. Quienes duermen menos de 7 horas diarias tienen más riesgo de acumular estas toxinas y, a largo plazo, de sufrir deterioro cognitivo.

Refuerzo del sistema inmunológico

Dormir bien es una de las mejores vacunas. Durante el sueño profundo el cuerpo produce citoquinas, que son proteínas que fortalecen las defensas frente a infecciones y regulan la inflamación. Dormir poco nos hace más vulnerables a resfriados, gripes y otras enfermedades. Además, un buen descanso potencia la eficacia de las vacunas.

Aprendizaje y memoria

Mientras dormimos, el cerebro reorganiza la información aprendida durante el día. En la fase REM se consolidan recuerdos, se fijan conocimientos y se potencia la creatividad. Por eso, dormir lo suficiente mejora la memoria, la capacidad de concentración y el rendimiento en el aprendizaje.

Salud mental y equilibrio emocional

Dormir bien es un antidepresivo natural. Favorece el equilibrio emocional, ayuda a gestionar mejor el estrés y mejora el estado de ánimo. Por el contrario, la falta de sueño nos vuelve más vulnerables a la ansiedad, la depresión y la irritabilidad.

Dormir, como ves, no es perder el tiempo, es invertirlo en tu salud. Pasamos alrededor de un tercio de la vida durmiendo. Sin sueño, nuestro cuerpo y nuestra mente no podrían funcionar correctamente. Dormir bien es tan importante como alimentarse de forma saludable o hacer ejercicio, y es una de las bases más sencillas y eficaces para prevenir enfermedades.

32
¿Cuánto necesitamos dormir?

«Cuida tu sueño y tu sueño cuidará de ti»

Matthew Walker

Es difícil determinar una cantidad óptima de sueño, puesto que varía entre individuos y a lo largo de la vida. La mayoría de los adultos necesitan entre 7 y 9 horas por noche. Sin embargo, algunos individuos pueden sentirse bien con menos de 6 horas de sueño, mientras que otros pueden requerir más de 9 horas.

Para reflejar esta variabilidad interindividual, la *National Sleep Foundation* ha elaborado unas recomendaciones sobre la cantidad de horas de sueño diarias a lo largo de la vida, aclarando que la cantidad promedio recomendada de horas puede variar entre sujetos:

0 a 3 meses	14 a 17 h
4 a 11 meses	12 a 15 h (± 2)
1 a 2 años	11 a 14 h (± 2)
3 a 5 años	10 a 13 h (± 1)
6 a 13 años	9 a 11 h (± 1)
14 a 17 años	8 a 10 h (± 1)
26 a 64 años	7 a 9 h (± 1)
65 años o más	7 a 8 h (± 1)

De forma genérica, la Academia Estadounidense de Medicina del Sueño y la Sociedad de Investigación del Sueño recomiendan que los adultos duerman siete o más horas por noche de manera regular para promover una salud óptima. Aunque, para determinar tus necesidades de sueño, lo más útil es observar tu nivel de alerta y rendimiento durante el día, así como tu sensación de descanso al despertar.

33
Déficit de sueño

«Un sueño reparador es la mejor medicina para el cuerpo y el alma»

Hipócrates

Dormir bien no es un lujo, es una necesidad vital. Cuando no descansamos lo suficiente, nuestro cuerpo y nuestra mente lo sufren de muchas formas, aunque a veces no nos demos cuenta de inmediato.

La falta de sueño puede deberse a dos grandes causas:

Mala calidad del sueño: Aunque pasemos muchas horas en la cama, si nos despertamos varias veces, roncamos, tenemos pausas en la respiración (apneas) o movimientos involuntarios de las piernas, el descanso no es reparador. Factores externos —como el ronquido de la pareja, el llanto del niño o el ruido de los vecinos— también pueden interrumpirlo.

Dormir pocas horas: En otros casos, el problema es que no pasamos suficiente tiempo durmiendo. Esto puede suceder de forma puntual, tras uno o dos días sin dormir bien (privación aguda), o de manera habitual, cuando dormimos menos de 7 horas casi todas las noches (insuficiencia crónica del sueño o restricción del sueño).

La insuficiencia crónica del sueño a veces se confunde con el insomnio. En ambos casos, se duerme menos de lo necesario y eso puede afectar al funcionamiento durante el día —cuesta concentrarse, se tiene más sueño, mal humor o menos energía para las actividades cotidianas—. Sin embargo, la insuficiencia crónica del sueño se debe a una pérdida voluntaria del sueño o a una falta de tiempo para dormir. Las personas con insuficiencia crónica del sueño se duermen rápidamente si se les da la oportunidad, mientras que las personas con insomnio tienen gran dificultad para conciliar el sueño.

La insuficiencia crónica del sueño es especialmente preocupante porque es cada vez más común. Cerca del 35% de los adultos duerme menos de 7 horas por noche en días laborales, y el número de personas que duermen menos de 6 horas ha aumentado de forma alarmante en los últimos 30 años.

Cada vez le dedicamos menos tiempo a dormir por múltiples motivos. Uno de ellos es exceso de trabajo y horarios poco saludables, con turnos nocturnos, madrugones, largas jornadas, rotación de turnos o rutinas impredecibles. Las responsabilidades familiares y sociales también recortan el tiempo de descanso. Y uno de los principales motivos es el uso de pantallas y ocio nocturno, como las redes sociales o ver series hasta tarde. El propio director de Netflix dijo que su mayor competidor no son otras plataformas, sino el sueño.

Al principio, dormir poco puede no parecer tan grave, pero sus efectos se acumulan. Cada noche perdida resta claridad mental, capacidad de concentración, equilibrio emocional y energía física. A la larga, la falta de sueño se convierte en un factor de riesgo para la salud, afectando al corazón, al metabolismo, al sistema inmune y al bienestar psicológico.

Por eso, reconocer a tiempo el problema y tomar medidas para mejorar la calidad y la cantidad de sueño no es un capricho, sino una necesidad. Es fácil arrancarle horas al sueño para hacer otras cosas, pero no es una buena idea.

34
¿Qué pasa cuando no dormimos lo suficiente?

«Ya me sobrará tiempo para descansar cuando me muera, pero esta eventualidad no está todavía en mis proyectos»

Gabriel García Márquez

Dormir bien no es solo cuestión de sentirse descansado. Cuando falta de manera constante, no solo estamos más cansados o distraídos, sino que también aumenta el riesgo de muchas enfermedades y de complicaciones a largo plazo.

Calidad de vida y rendimiento

La falta de sueño reduce la energía, la motivación y la capacidad de concentración. En niños, dormir poco se relaciona con bajo rendimiento escolar, mientras que aumentar sus horas de sueño mejora notablemente su aprendizaje y memoria. En adultos, el cansancio diario se traduce en menor productividad y en un estado de ánimo más bajo.

Accidentes

El sueño insuficiente es una de las principales causas de accidentes laborales y de tráfico. La somnolencia al volante puede ser tan peligrosa como conducir bajo los efectos del alcohol, incluso en personas que no creen tener una somnolencia excesiva.

Salud cardiovascular

Dormir menos de 6 horas por noche aumenta el riesgo de hipertensión, colesterol elevado, diabetes y, en conjunto, el síndrome metabólico. También incrementa las probabilidades de sufrir infartos o arritmias.

Curiosamente dormir más de 9 horas por noche también se ha identificado como un factor de riesgo, aunque esto puede ser más una consecuencia que una causa, ya que las personas con problemas de salud suelen pasar más tiempo en la cama.

Inflamación e inmunidad

El cuerpo interpreta la falta de sueño como una señal de estrés y aumenta la inflamación interna, lo que daña poco a poco el corazón y los vasos sanguíneos. En experimentos de laboratorio, la privación aguda del sueño se asocia con la inducción de varios marcadores proinflamatorios, incluida la proteína C reactiva. Incluso una restricción relativamente leve del sueño aumenta el nivel de citocinas proinflamatorias.

Además, el sistema inmunitario se debilita. La respuesta inmunitaria a la vacuna contra el virus de la gripe disminuye después de seis días de sueño restringido. La falta de sueño se ha asociado con una mayor susceptibilidad al resfriado común, la enfermedad grave por COVID-19, la gripe y las infecciones de las vías respiratorias superiores.

Obesidad y metabolismo

Dormir mal hace que aumente el deseo de alimentos ricos en azúcar y grasa, favoreciendo la ganancia de peso y elevando el riesgo de diabetes tipo 2.

Posibles mecanismos por los cuales la insuficiencia de sueño contribuye al aumento de peso y al riesgo de diabetes es a través de efectos sobre el apetito y hormonas como la leptina y la grelina. Otros estudios sugieren que la obesidad no es la consecuencia de la falta de sueño, sino la causa, ya que la obesidad va asociada a patologías como la artrosis o la apnea, que pueden interferir en el sueño.

Cáncer

Diferentes estudios han demostrado que tener turnos de trabajo nocturno y la alteración de los ritmos biológicos aumenta hasta un 50% el riesgo de padecer distintos tipos de cáncer, en especial el cáncer de mama en mujeres.

Demencia

Mientras dormimos, el cerebro activa mecanismos que eliminan sustancias de desecho, entre ellas la proteína beta-amiloide. Cuando este proceso se altera de forma crónica, la proteína puede acumularse y favorecer el desarrollo de enfermedades neurodegenerativas como el Alzheimer. La beta-amiloide, producida de manera natural como parte del metabolismo cerebral, resulta inocua en condiciones normales; sin embargo, su acumulación anómala da lugar a placas que se depositan entre las neuronas y se consideran un factor clave en la progresión de la demencia.

Mantener buenos hábitos de sueño es, por tanto, crucial no solo para la salud general, sino también para la prevención de trastornos cognitivos a largo plazo.

Mortalidad por todas las causas

Numerosos estudios muestran que tanto dormir menos de 7 horas como dormir más de 9 horas, se asocia con un mayor riesgo de muerte prematura por todas las causas.

Un estudio que analizó datos de más de 3 millones de individuos encontró que el riesgo aumentaba de manera dosis-dependiente para las horas de sueño tanto por debajo como por encima de un punto de referencia de siete horas de sueño por noche.

35
Cómo mejorar el sueño

«Dormir no es arte pequeño:
se necesita, para ello, estar despierto todo el día»

Friedrich Nietzsche

Dormir bien no siempre es fácil. Muchas personas saben que deberían descansar más, pero les cuesta cambiar sus rutinas. Sin embargo, la buena noticia es que con algunos hábitos sencillos podemos mejorar mucho la calidad del sueño y, con ello, nuestra salud. A estas pautas se les llama *higiene del sueño.*

Aquí tienes los consejos más importantes:

- **Haz ejercicio todos los días**, pero evita hacerlo en las 4-8 horas previas a acostarte. El deporte ayuda a dormir mejor, pero justo antes de ir a la cama puede activarnos demasiado.
- **Reduce la cafeína y la nicotina**. El café, el té, las bebidas energéticas y el tabaco dificultan el sueño. Lo ideal es consumir el café como máximo 8 horas antes de acostarte, ya que puede quitarte hasta 45 minutos de descanso.
- **Cuidado con el alcohol**, aunque puede ayudar a dormirte más rápido, hace que el sueño sea más ligero y menos reparador.
- **Evita comidas copiosas y tardías**. Procura cenar ligero y, si es posible, deja pasar 2-3 horas antes de irte a la cama.
- **Siestas sí, pero cortas**. Una siesta de 15-20 minutos puede ser muy beneficiosa —puede ayudar a aliviar la fatiga diurna, la somnolencia y proporcionar beneficios cognitivos—. La mayoría de las investigaciones no han visto que la siesta interfiera en el sueño. Pero si se tiene dificultad para dormir por la noche es mejor evitar las siestas.

- **Establece horarios regulares**. Intenta acostarte y levantarte siempre a la misma hora, incluso los fines de semana. Evita el *jet lag* social.
- **Crea un ritual para dormir**: baja las luces, evita ruidos y realiza actividades relajantes (leer, escuchar música tranquila, meditar). Eso prepara al cuerpo para el descanso.
- **Apaga pantallas al menos 30 minutos antes de acostarte**. La luz azul del móvil o el ordenador engaña a tu cerebro y le hace creer que es de día, retrasando la producción de melatonina.
- **Cuida tu dormitorio**: que sea oscuro, fresco, silencioso y con un colchón y almohadas cómodos.
- **No te obsesiones con dormir**. Si llevas más de 20 minutos despierto en la cama, levántate, haz algo relajante y vuelve cuando tengas sueño.
- **Exponte a la luz del día por la mañana**. La exposición a la luz natural ayuda a regular tu reloj interno y a mejorar la energía durante el día.

Un dato importante: los somníferos pueden parecer una solución rápida, pero su uso continuado, además de dependencia, aumenta el riesgo de problemas de salud e incluso de muerte prematura. Por eso, lo mejor es reservarlos solo para casos muy específicos y siempre bajo control médico.

Si después de aplicar estos consejos sigues teniendo problemas para dormir, consulta con un especialista en medicina del sueño. Dormir bien no es un lujo, es una necesidad básica para vivir con energía y salud.

EN SÍNTESIS

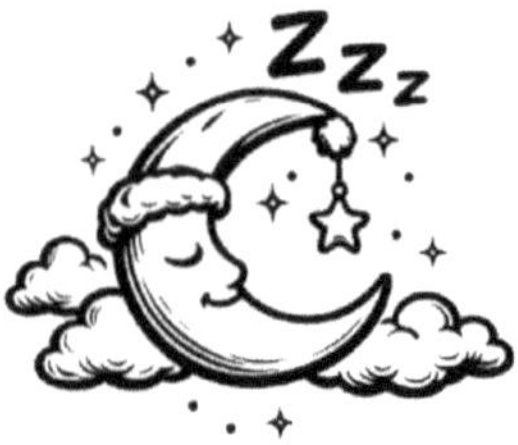

Duerme entre 7 y 9 horas al día (por la noche).
Acuéstate y levántate todos los días a la misma hora,
incluso los fines de semana.

«Si no sabes explicar algo de forma sencilla,
es que no lo has entendido bien»

Albert Einstein

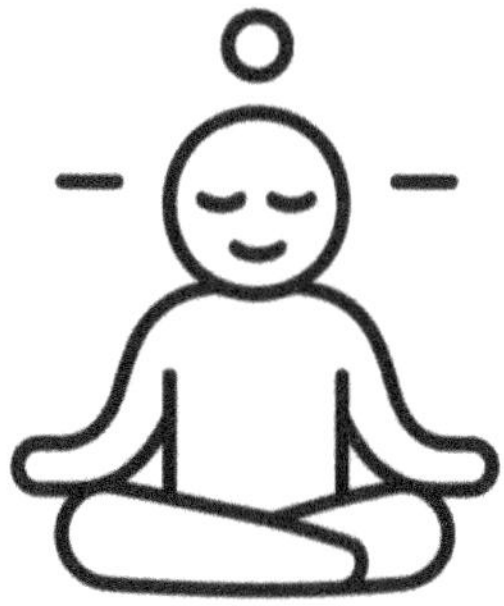

CONTROL DEL ESTRÉS

«Life is what happens to you
while you're busy making other plans»

John Lennon, Beautiful Boy (Darling Boy)

36
La enfermedad de la prisa

«El reloj, no la máquina de vapor,
es la máquina clave de la moderna edad industrial»

Lewis Mumford

Vamos siempre con prisa. Queremos hacer muchas cosas a la vez, con plazos ajustados, presiones constantes y la sensación de que nunca llegamos a todo. Actuar de este modo, lo que algunos han llamado la *enfermedad de la prisa*, produce un estado permanente de tensión, conocido como *estrés crónico*, o simplemente estrés. Y no solo nos hace sentir cansados o irritables, sino que también puede afectar seriamente a nuestra salud física y mental. El estrés es una de las principales causas de enfermedades en la sociedad moderna.

El estrés es un proceso físico complejo, una respuesta fisiológica del organismo ante un estímulo percibido como potencialmente amenazante, con un componente psicológico significativo, que puede desencadenarse por estímulos externos o internos, reales o imaginarios. Constituye un mecanismo adaptativo de supervivencia que permite al organismo prepararse para enfrentar un desafío, por eso, en pequeñas dosis, es algo natural y útil, nos prepara para reaccionar ante un reto o una situación de peligro. El problema aparece cuando esa reacción de alerta se mantiene demasiado tiempo. En ese caso, el cuerpo no descansa, se desgasta y aparecen problemas como ansiedad, insomnio, hipertensión, bajo estado de ánimo o incluso enfermedades más graves.

Por eso es tan importante aprender a reconocer y gestionar el estrés, especialmente si estás atravesando una situación complicada. Cuando entendemos cómo funciona nuestro cuerpo podemos utilizar herramientas que nos ayuden a recuperar la calma y proteger nuestra salud.

37
Cómo reacciona nuestro cuerpo ante el estrés

«No perdamos nada de nuestro tiempo;
quizá los hubo más bellos, pero este es el nuestro»

Jean-Paul Sartre

Cuando vivimos una situación estresante —un atasco, una reunión de vecinos o una discusión familiar—, nuestro organismo se activa como si tuviera que defenderse o huir de un peligro inmediato. Aunque la amenaza no sea real, el cuerpo reacciona como si lo fuera. Y lo mismo ocurre con situaciones cotidianas tan absurdas como intentar llegar antes de que el microondas empiece a pitar, no encontrar las gafas que tenemos en la cabeza, desesperarnos porque alguien tarda tres segundos en arrancar cuando el semáforo se pone en verde, pulsar repetidamente el botón del ascensor o sentir una urgencia irracional por abrir una notificación del móvil. ¿Te suenan? Tranquilo, no significa que tengas un problema, solo que eres humano (o quizá si tengas un problema).

La respuesta del organismo al estrés implica la activación de tres sistemas que trabajan de forma conjunta: el eje del estrés, el sistema nervioso simpático y el sistema nervioso parasimpático. Veamos cómo se coordinan para mantenernos a salvo de los peligros (reales o imaginarios).

El eje del estrés

Cuando el cerebro percibe una amenaza, real o imaginada, activa una respuesta automática para preparar al cuerpo. Esto desencadena una cadena de señales conocida como eje del estrés (eje hipotálamo–hipofisario–adrenal), mediante la cual el cerebro estimula las glándulas suprarrenales para producir cortisol, la principal hormona relacionada con el estrés.

El cortisol tiene efectos prolongados: aumenta la glucosa en sangre para aportar energía, modula el sistema inmunitario y ayuda a mantener el estado de alerta. Pero cuando esta respuesta permanece activa durante demasiado tiempo, puede resultar perjudicial para la salud.

Además, el eje del estrés está estrechamente conectado con el sistema nervioso simpático, de modo que ambos sistemas trabajan de forma coordinada para movilizar al organismo ante una situación estresante.

> El eje hipotalámico-hipofisario-adrenal es clave en la respuesta al estrés. Ante una amenaza, el hipotálamo (una región del cerebro) libera una sustancia llamada corticotropina, que a su vez estimula la hipófisis anterior para liberar ACTH, que actúa sobre las glándulas suprarrenales, que secretan cortisol y catecolaminas (adrenalina y noradrenalina), hormonas clave para la respuesta de lucha o huida.

SISTEMA NERVIOSO SIMPÁTICO: EL BOTÓN DE EMERGENCIA

El sistema nervioso simpático es el que nos prepara para la acción inmediata, la clásica reacción de lucha o huida, y actúa en segundos, no en minutos u horas. Forma parte del sistema nervioso autónomo, llamado así porque funciona de forma autónoma, sin que tengamos que pensar en ello (a diferencia de cuando movemos un brazo o una pierna de forma voluntaria).

Cuando se activa, el simpático envía información a distintos órganos: corazón, vasos sanguíneos, glándulas y músculos. Una de sus principales dianas es la médula suprarrenal, que al ser estimulada libera adrenalina y noradrenalina al torrente sanguíneo.

Estas hormonas producen una respuesta muy rápida: aumentan la frecuencia cardíaca y la presión arterial, elevan los niveles de glucosa en sangre, mejoran el flujo sanguíneo hacia los músculos. Todos estos efectos nos preparan para reaccionar de forma rápida.

El sistema simpático está diseñado para momentos puntuales de emergencia, no para mantenerse activo las 24 horas del día. Pero cuando lo está, aparece el estrés crónico, que puede afectar al corazón, la digestión, el sueño y el sistema inmunitario.

> El sistema nervioso simpático se activa principalmente a través de la amígdala, un área cerebral que identifica amenazas y regula emociones, enviando información al hipotálamo y de ahí a las neuronas simpáticas a través del tronco encefálico.

El sistema nervioso parasimpático: *rest and digest*

El sistema nervioso parasimpático también forma parte del sistema nervioso autónomo, pero sus efectos son opuestos a los del simpático: en lugar de activar, relaja. Cuando el parasimpático entra en acción, el cuerpo pasa del modo alerta al modo descanso y digestión (*rest and digest*).

Sus señales viajan a través de varios nervios. Los nervios facial y glosofaríngeo estimulan la producción de saliva, esencial para la digestión. El nervio vago envía información al corazón, los pulmones y el aparato digestivo, disminuyendo la frecuencia cardíaca, reduciendo la respiración, estimulando la digestión y generando un efecto calmante general en el organismo. En conjunto, el sistema parasimpático contrarresta la activación del sistema simpático y ayuda al cuerpo a recuperarse y restablecer el equilibrio tras una situación estresante.

38
Tipos de estrés y sus consecuencias

«El estrés en la salud o la enfermedad es,
desde el punto de vista médico, sociológico y filosófico,
el tema más significativo para la humanidad que se me ocurre»

Hans Selye

El médico Hans Selye, pionero en el estudio del estrés, descubrió que no todo el estrés es malo. Existe un estrés positivo —llamado *eustrés*—, que nos ayuda a motivarnos, concentrarnos y reaccionar con energía ante un reto puntual. Pero cuando el estrés se mantiene demasiado tiempo, es decir, se vuelve crónico —llamado *distrés*—, empieza a desgastarnos y afecta seriamente a la salud.

Selye explicó que el cuerpo pasa por tres fases cuando se enfrenta al estrés:

1. **Fase de alarma**: Cuando el cuerpo detecta una amenaza reacciona activando el sistema nervioso simpático —el corazón se acelera, los músculos se tensan—. Esta fase es normal y nos permite adaptarnos.
2. **Fase de resistencia**: Si el estrés se mantiene, el organismo intenta adaptarse, pero empieza a fatigarse poco a poco. Aunque el cuerpo aún puede hacer frente al estrés, los recursos fisiológicos y psicológicos empiezan a agotarse.
3. **Fase de agotamiento**: Cuando el estrés se vuelve crónico, los recursos del organismo se agotan y la capacidad para resistir nuevas tensiones disminuye de forma notable. Es entonces cuando pueden aparecer problemas de salud como hipertensión, ansiedad, depresión, insomnio, alteraciones del sistema

inmunitario, trastornos digestivos o enfermedades cardiovasculares.

Por qué el estrés importa

Es importante entender que el estrés no es solo sentirse nervioso, sino que se trata de un proceso que afecta físicamente al cuerpo. Si mantenemos ese estado de alerta durante demasiado tiempo, como hemos visto, aparecen problemas de salud.

La buena noticia es que tenemos herramientas para frenar el estrés y recuperar la calma. Hábitos como la respiración profunda, el ejercicio regular, el contacto con la naturaleza, la meditación o simplemente dedicar tiempo a lo que nos gusta, ayudan a reforzar nuestro sistema nervioso parasimpático (el nervio vago) y equilibrar el organismo.

39
Cómo la mente afecta al cuerpo

«No es el estrés lo que nos mata, es nuestra reacción al mismo»

Hans Selye

Ya has visto que el estrés no es solo estar nervioso, es un proceso real que activa distintas partes del cuerpo. Cuando la amígdala (la parte del cerebro que detecta las amenazas) se activa demasiado, podemos sentir ansiedad, anticipar problemas que aún no han ocurrido y vivir en un estado de alerta constante.

El estrés prolongado puede afectar a la salud de múltiples maneras. A nivel físico, puede provocar contracturas, dolor cervical o lumbar y cefaleas; además, la respiración se vuelve rápida y superficial, lo que reduce la oxigenación del organismo, y se eleva la tensión arterial, con mayor riesgo cardiovascular. El sistema inmunitario también se ve comprometido, aumentando el riesgo de infecciones o inflamación crónica. Asimismo, el estrés favorece la resistencia a la insulina, incrementa el apetito y promueve la acumulación de grasa abdominal, mientras que el exceso de cortisol acelera el desgaste del cuerpo y contribuye al envejecimiento prematuro. Por si fuera poco, investigaciones recientes han demostrado que el estrés puede modificar la expresión de nuestros genes (epigenética), aumentando la predisposición a ciertas enfermedades si no se gestiona adecuadamente. A nivel mental, pueden aparecer problemas de memoria, alteración del sueño y del estado de ánimo. La buena noticia es que el estrés se puede regular.

> El estrés y la ansiedad son respuestas adaptativas frente a situaciones percibidas como amenazas. La ansiedad se caracteriza por la anticipación de amenazas futuras, lo que genera un estado de alerta constante. En este proceso, la amígdala, una estructura cerebral clave en las emociones, se sobreactiva, desencadenando respuestas emocionales intensas que a menudo no corresponden a la amenaza real.

40
Pasado, presente, futuro

«El futuro nos tortura y el pasado nos encadena.
He ahí que se nos escape el presente»

Gustave Flaubert

Una de las principales fuentes de estrés no está fuera, sino dentro de nosotros: nuestra manera de pensar. Muchas veces (casi siempre) vivimos atrapados entre lo que ya pasó y lo que aún no ha ocurrido, olvidándonos de lo único real: el presente.

El pasado

«La vida solo se puede entender hacia atrás,
pero hay que vivirla hacia adelante»
—Søren Kierkegaard

Recordar constantemente lo que hicimos mal o lo que no hicimos puede llenarnos de culpa, arrepentimiento o remordimiento. Pero nada de eso cambia lo que ya ocurrió. Cuando cargamos con el peso del pasado no logramos disfrutar del presente.

Aprender a soltar esa mochila que es el pasado es clave para sentirnos más libres.

El futuro

«He pasado la mayor parte de mi vida preocupado por cosas
que nunca llegaron a suceder»
—Mark Twain

Por otro lado, preocuparnos todo el tiempo por lo que pueda ocurrir genera ansiedad, miedo e incertidumbre. Anticipamos escenarios negativos que casi nunca suceden, y los que suceden, rara vez son tan graves como anticipamos. Y mientras tanto nos perdemos la vida que está pasando hoy.

Los estudios muestran que alrededor del 40 % de las preocupaciones nunca se materializan, el 30 % se relaciona con eventos pasados que no podemos cambiar y solo un 8 % corresponde a preocupaciones verdaderamente legítimas.

La alternativa: vivir el presente

«Lo menos frecuente en este mundo es vivir;
la mayoría de la gente existe, eso es todo»
—Oscar Wilde

No podemos controlar todo lo que ocurre a nuestro alrededor. Pero sí podemos decidir dónde ponemos la atención. Y si nos entrenamos para estar más presentes, la vida se vuelve más ligera y tranquila.

Debemos aprender a soltar el control, a dejar de obsesionarnos con cómo se desarrollarán los acontecimientos. Hay demasiados factores que escapan a nuestro control. No tiene sentido perder el tiempo preocupándonos por lo que aún no ha sucedido. Es mejor dejarse llevar, seguir el ritmo de la vida sin resistencia. Hay que vivir el presente, enfocarse en el momento, pensar solo en lo que está sucediendo ahora.

Vivir el presente no significa olvidar nuestras responsabilidades; significa atender a lo que está ocurriendo ahora mismo: la conversación que compartimos, la comida que saboreamos, la respiración que sentimos y, en este preciso instante, el acto mismo de leer este libro.

41
Estrategias para controlar el estrés

«No trates de expulsar los pensamientos.
Dales espacio, obsérvalos y déjalos ir»

Jon Kabat-Zinn

El estrés forma parte de la vida. No podemos eliminarlo del todo, pero sí podemos aprender a gestionarlo para que no dañe nuestra salud ni nuestra paz interior. Existen múltiples caminos para alcanzar la serenidad, desde técnicas de respiración y meditación, hasta filosofías de vida como el estoicismo o el arte de vivir el presente. Aquí exploraremos distintas estrategias que pueden ayudarte a recuperar el equilibrio.

La estimulación del nervio vago

Como hemos visto, el sistema nervioso parasimpático es el encargado de devolvernos al equilibrio tras un momento de tensión. Es el sistema que nos transmite descanso, relajación y serenidad.

Uno de los principales caminos a través de los cuales actúa este sistema es el nervio vago, un nervio muy largo que recorre el cuerpo desde la base del cráneo hasta el abdomen. Su nombre viene del latín *vagus*, que significa errante, porque literalmente viaja por todo el organismo.

El nervio vago cumple muchas funciones: participa en el movimiento de las cuerdas vocales, da sensibilidad a la laringe y al oído, y controla parte de la función cardíaca, pulmonar y digestiva. Pero una de sus tareas más importantes es transmitir las señales del sistema nervioso parasimpático hacia los órganos del cuerpo.

El nervio vago y la respuesta de calma

Cuando el sistema parasimpático se activa, las señales viajan a través del nervio vago hasta el corazón, los pulmones, el estómago y otros órganos. Esa activación provoca las respuestas típicas de la relajación: disminuye la frecuencia cardíaca, la respiración se vuelve más pausada, mejora la digestión y se reduce la inflamación corporal.

De este modo, el nervio vago actúa como un regulador del estrés: equilibra la acción del sistema simpático —el de lucha o huida— y ayuda a restablecer la calma y la homeostasis. Cuando su actividad es adecuada, el cuerpo se recupera mejor, el sueño mejora y la mente se siente más tranquila.

De la mente al cuerpo... y del cuerpo a la mente

En la mayoría de las situaciones cotidianas, lo que activa el sistema simpático y desactiva el parasimpático es nuestra forma de pensar o interpretar lo que sucede: preocupaciones, anticipaciones, miedo o estrés psicológico. Por eso, muchas estrategias de manejo del estrés se centran en modificar esos pensamientos para calmar la respuesta del cerebro.

Sin embargo, también podemos hacerlo al revés, en lugar de esperar que el cerebro active el nervio vago, podemos estimularlo directamente. Al hacerlo, el cuerpo envía señales de calma al sistema nervioso central, invirtiendo el circuito del estrés. Esta es una de las formas de control corporal del estrés.

Formas de estimular el nervio vago

La estimulación del nervio vago puede realizarse de manera eléctrica o fisiológica. En medicina, existe la estimulación eléctrica mediante dispositivos implantables o externos, que aplican pequeños impulsos eléctricos al nervio vago. Se usa para tratar trastornos como la epilepsia resistente, la depresión, e incluso algunas enfermedades inflamatorias.

También hay formas naturales y seguras de aumentar la actividad del vago —lo que se conoce como *mejorar el tono vagal*—. Estas prácticas activan el sistema parasimpático y promueven la relajación:

- Respiración lenta y profunda, especialmente con exhalaciones prolongadas.
- Meditación y mindfulness, que calman la mente y regulan el ritmo respiratorio.
- Inmersión en agua fría, que estimula reflejos vagales asociados al control de la respiración y la frecuencia cardíaca.
- Ejercicio físico moderado y regular, que favorece la regulación del sistema nervioso.
- Cantar, tararear o recitar, actividades que estimulan el vago a través de su trayecto laríngeo y producen un efecto calmante.

Estas prácticas fortalecen el tono vagal, es decir, la capacidad del nervio para mantener una buena comunicación entre el cerebro y los órganos internos. Un buen tono vagal se asocia con mayor resiliencia al estrés, mejor digestión, un corazón más estable y una mente más serena.

TÉCNICAS DE RESPIRACIÓN

La respiración es una de las herramientas más simples y eficaces que tenemos para calmarnos. Todos respiramos de forma automática, pero cuando aprendemos a hacerlo de manera consciente, podemos regular el cuerpo y la mente. Una respiración adecuada ayuda a calmar el corazón, relajar los músculos y aquietar la mente.

Cuando estamos nerviosos, respiramos de forma rápida y superficial. Eso hace que el cuerpo piense que estamos en peligro, liberando más hormonas del estrés. En cambio, cuando respiramos despacio y profundamente, enviamos al cerebro el mensaje de que todo está bien.

Existen distintas técnicas de respiración que puedes probar. No es necesario hacerlas todas, puedes elegir la que te resulte más cómoda.

- **Respiración del suspiro**: Inhala profundamente por la nariz en dos tiempos, llenando bien los pulmones, y exhala lentamente por la boca como si soltaras un suspiro. Hazlo durante unos minutos para liberar tensión. Es ideal para calmarse rápidamente.
- **Respiración consciente**: Respira de manera natural, prestando atención al aire que entra y sale, y a cómo se mueve tu abdomen y tu pecho. Si vienen pensamientos, déjalos pasar sin engancharte en ellos.
- **Respiración abdominal o diafragmática**: Coloca una mano en el abdomen. Inhala por la nariz en 4 tiempos, llevando el aire hacia la barriga, y exhala en 6 tiempos. Esto ayuda a relajarte profundamente.
- **Respiración de la coherencia cardíaca**: Inhala por la nariz durante 5 segundos y exhala también en 5 segundos. Hazlo durante 5 minutos, 3 veces al día. Esta técnica sincroniza la respiración y el corazón.
- **Técnica 4-7-8**: Inhala por la nariz contando 4 segundos, mantén el aire durante 7 segundos y exhala suavemente por la boca durante 8 segundos. Repítelo varias veces. Es muy útil para relajarte antes de dormir.
- **Respiración cuadrada**: Inhala 5 segundos, retén el aire 5 segundos, exhala en 5 segundos y quédate sin aire otros 5 segundos. Si no aguantas 5 segundos hazlo en 4 o en 3; si aguantas más segundos, alarga las series. Repite varios ciclos. Esta técnica ayuda a centrar la mente.

Estas técnicas no son una cura mágica para el estrés. Te pueden ayudar en momentos de tensión, pero lo más efectivo es incorporarlas dentro de un estilo de vida más tranquilo, acompañado de cambios en la manera de pensar y en los hábitos diarios.

La práctica regular de técnicas de respiración consciente y controlada se asocia con múltiples beneficios fisiológicos y neurológicos. Promueve la coherencia cardíaca, regula tanto la frecuencia respiratoria como la cardíaca y reduce la actividad de la amígdala y de la corteza prefrontal medial, estructuras implicadas en la reactividad emocional y la regulación del estrés. Estas técnicas constituyen, además, la base fisiológica de intervenciones como la meditación y el mindfulness, ampliamente utilizadas en contextos clínicos y terapéuticos.

AJUSTAR EL SISTEMA DE VALORES

«La serenidad solo llega cuando aprendemos a tomar distancia de los deseos innecesarios y a disfrutar del presente»
—Arthur Schopenhauer

Muchas veces el estrés surge porque vivimos atrapados entre lo que creemos que debemos hacer y lo que realmente queremos. Nos exigimos demasiado, intentamos cumplir expectativas externas o cargamos con deseos innecesarios. Eso nos lleva a sentirnos insatisfechos, ansiosos y con la sensación de que nunca es suficiente.

Una buena forma de manejar el estrés es revisar nuestras prioridades y nuestros valores, es decir, replantearnos qué es lo que de verdad importa en nuestra vida.

El ajuste de los valores es un proceso cognitivo y emocional que implica:

- **Identificar lo importante**. Tenemos que detenernos a pensar qué es lo que realmente da sentido a nuestra vida: la familia, la salud, ayudar a otros...
- **Ordenar las prioridades**. Tenemos que ser lo que nosotros queramos y no lo que otros esperen de nosotros. Hay que dejar de lado expectativas externas o metas poco realistas que solo generan presión.
- **Actuar con coherencia**. No basta con tener claros nuestros valores, también debemos llevarlos a la práctica con pequeñas acciones diarias.

No se trata de eliminar las dificultades, sino de cambiar la manera en que las enfrentamos. Ajustar nuestros valores no es renunciar a los sueños, sino elegir con claridad en cuáles queremos gastar nuestra energía. Cuando alineamos nuestras acciones con lo que de verdad importa, el estrés se reduce, encontramos más calma y cultivamos una vida con propósito.

> Cuando cambiamos nuestras prioridades y vivimos de acuerdo con nuestros valores se activa la corteza prefrontal, que nos ayuda a pensar con calma y tomar decisiones más cuidadosas. Se reduce la reactividad de la amígdala, la parte del cerebro que dispara las respuestas impulsivas y ansiosas. Además, se libera dopamina, el neurotransmisor de la motivación y la satisfacción. Por eso sentimos más bienestar cuando lo que hacemos se ajusta a lo que de verdad nos importa.

El ajuste de valores nos aporta una serie de beneficios

«Quien tiene un porqué para vivir, casi siempre encontrará el cómo»
—Friedrich Nietzsche

Cuando dejamos de luchar contra los pensamientos que no podemos controlar y aprendemos a centrarnos en lo que realmente depende de nosotros, la ansiedad y el estrés disminuyen de forma natural. Al mismo tiempo, desarrollar un propósito claro nos aporta dirección y fortaleza, lo que nos permite afrontar los momentos difíciles con mayor resiliencia. Además, practicar la autocompasión —tratarse con amabilidad y comprensión en lugar de juzgarse con dureza— nos ayuda a mantener una relación más sana con nosotros mismos. Este cambio de actitud se traduce en menos ansiedad, menos depresión y una sensación más profunda de equilibrio emocional y bienestar.

Reestructuración cognitiva

«La felicidad es darse cuenta de que nada es demasiado importante»
—Antonio Gala

La psicología nos enseña que lo que nos hace sufrir no es tanto lo que vivimos, sino cómo lo interpretamos.

La reestructuración cognitiva es una técnica terapéutica, utilizada en la *terapia cognitivo-conductual*, que nos permite detectar pensamientos poco realistas —por ejemplo, soy un fracaso— y reemplazarlos por otros más equilibrados —tengo derecho a equivocarme, lo importante es aprender—.

Esta práctica puede reducir significativamente los niveles de ansiedad y estrés, ya que alinear nuestras metas con valores más saludables disminuye la presión interna y nos permite vivir con más serenidad.

Movimiento *slow*: el arte de vivir más despacio

«Tanta prisa tenemos por hacer, escribir y dejar oír nuestra voz en el silencio de la eternidad que olvidamos lo único importante: vivir»
—Robert Louis Stevenson

Vivimos en un mundo que nos empuja a correr, trabajar deprisa, comer deprisa, hablar deprisa... Pero tanta prisa nos roba lo más importante: disfrutar de la vida.

El movimiento *slow* nos invita a todo lo contrario, a bajar el ritmo, hacer las cosas con más calma y poner la calidad por encima de la cantidad. No significa dejar de hacer, sino hacer mejor, con consciencia y sin agobios.

Ralentizar el ritmo de nuestras actividades diarias puede parecer un lujo en un mundo que nos empuja constantemente a hacer más y más, pero tiene grandes beneficios para nuestra salud mental y emocional. Al bajar la velocidad, disminuye la ansiedad y desaparece esa sensación de ir siempre corriendo con la lengua fuera. También recuperamos la capacidad de disfrutar, saboreamos una comida, un paseo o una conversación con mayor atención y placer. La vida se vuelve más simple y ligera, porque las tareas dejan de parecer una carga cuando no intentamos hacer diez cosas a la vez. Y, sobre todo, aprendemos a conectarnos con el presente, a observar, detenernos y vivir realmente cada momento, en lugar de simplemente sobrevivir.

Reivindicar la lentitud es asumir la vida con placer, plantearse las cosas con calma, detenerse y observar, disfrutar de la existencia.

¿Significa esto que tenemos que ser lentos para todo? No. Hay situaciones en las que necesitamos actuar rápido —por ejemplo, en una urgencia médica o tomando una decisión importante—. Pero la mayor parte del tiempo podemos permitirnos un ritmo más calmado. La clave está en equilibrar rapidez cuando toca y calma el resto del tiempo.

El movimiento *slow* en tu día a día

La filosofía slow se puede aplicar a casi todo:

- ***Slow food***: comer con calma, disfrutar del sabor, sin pantallas ni prisas.
- ***Slow job***: trabajar sin multitarea, centrados en una sola cosa a la vez.
- ***Slow mind***: pensar y decidir con calma, en lugar de reaccionar de manera automática.

- ***Slow cities***: disfrutar de los espacios públicos, caminar, mirar, conversar.
- ***Slow sex***: dar espacio al encuentro y al disfrute.

Vivir despacio no es perder el tiempo, es ganarlo. Es aprender a disfrutar más de la vida cotidiana, a saborear el presente y a vivir con menos ansiedad.

La magia de la atención

Vivimos rodeados de estímulos: el móvil, las noticias, las redes sociales... Todo compite por nuestra atención.

Nuestro cerebro construye nuestra percepción del mundo en base a las cosas a las que le prestamos atención. La forma en que centramos nuestra atención puede determinar nuestra felicidad, bienestar emocional y rendimiento en diversas áreas. El poder de la atención no solo influye en cómo percibimos los eventos y las personas, sino también en cómo respondemos emocionalmente a ellos.

La atención no es un proceso pasivo, está activamente involucrada en la modulación de nuestras emociones y decisiones, y en función de dónde pongamos la atención, cambia nuestra manera de sentirnos.

Cuando nos enfrentamos a eventos negativos, como una enfermedad o una experiencia desagradable, la atención juega un rol decisivo en cómo procesamos esos eventos. Si nos enfocamos en lo negativo, como una preocupación o una dificultad, es más fácil sentir ansiedad, tristeza o frustración. Si aprendemos a dirigir la atención hacia lo positivo o lo neutro, regulamos mejor las emociones, reducimos el estrés y aumentamos la capacidad de recuperarnos frente a las dificultades.

Investigaciones en neurociencia han demostrado que aquellas personas entrenadas para centrar su atención en aspectos positivos o neutros, en lugar de los negativos, muestran una mejor capacidad para regular sus emociones.

> La corteza prefrontal, una de las áreas más desarrolladas del cerebro humano, juega un papel fundamental al dirigir la atención hacia ciertos estímulos y modificar la respuesta emocional ante esos estímulos. En estudios de neuroimagen, se ha observado que la corteza prefrontal puede inhibir la actividad de la amígdala, el centro emocional del cerebro, disminuyendo así la respuesta emocional negativa y promoviendo una mejor adaptación a las circunstancias adversas.

FLOW (FLUIR)

El psicólogo Mihaly Csikszentmihalyi estudió un estado mental muy especial: el *flow*. Se trata de esos momentos en los que estamos tan concentrados en una actividad que perdemos la noción del tiempo y nos sentimos plenamente satisfechos.

El *flow* ocurre cuando la tarea que hacemos supone un desafío que es alcanzable, nuestras habilidades encajan con ese desafío y además estamos totalmente presentes en lo que hacemos. Puede suceder al pintar, escribir, tocar un instrumento, practicar un deporte, cocinar, trabajar en un proyecto que nos motiva o incluso en una conversación profunda.

> En términos científicos, el *flow* se produce cuando hay un equilibrio preciso entre el desafío de la tarea y las habilidades de la persona. Cuando este equilibrio se logra, el cerebro se activa en áreas relacionadas con la motivación, el placer y la cognición, como el sistema dopaminérgico y la corteza prefrontal. La sensación de fluir puede ocurrir tanto en actividades laborales como recreativas y se ha asociado con una mayor satisfacción personal, productividad y felicidad.

El *flow* es importante porque nos da sensación de plenitud y satisfacción, reduce la ansiedad y la depresión, aumenta la creatividad y la productividad, mejora el bienestar general y la calidad de vida.

Curiosamente, las investigaciones muestran que solemos experimentar más *flow* en actividades que requieren esfuerzo y concentración que en momentos de ocio pasivo (como mirar la televisión). Nuestro cerebro necesita retos para sentirse vivo y feliz. Buscar momentos de *flow* nos ayuda a vivir con más serenidad, energía y sentido.

CARPE DIEM

Seguramente has escuchado la famosa frase, popularizada por Horacio, *Carpe Diem*. Muchos la entienden como una invitación a vivir al límite, gastar sin pensar o vivir como si no hubiera un mañana. Pero en realidad, su significado es mucho más profundo. *Carpe Diem* significa *aprovecha el día* o *vive el presente*. El tiempo es un recurso limitado y que, en lugar de dejarlo escapar preocupándonos por lo que ya pasó o por lo que aún no ha llegado, debemos aprender a estar aquí y ahora.

Como proponía Epicuro, debemos dejar de darle vueltas al pasado o proyectarnos en el futuro y aprovechar el instante presente. El pasado ya no se puede cambiar. Revivirlo con remordimientos o culpabilidad solo nos roba paz. El futuro es incierto. La ansiedad surge cuando intentamos controlarlo todo, cuando nuestra mente se adelanta e imagina problemas que muchas veces nunca ocurren.

Muchas personas posponen su bienestar pensando que serán felices cuando tengan el trabajo soñado, cuando adelgacen, cuando se compren un coche, cuando sus hijos crezcan o cuando se jubilen. Pero esa forma de vivir nos condena a estar siempre esperando.

Carpe Diem nos invita a lo contrario, a disfrutar de lo que tenemos ahora, de las pequeñas cosas cotidianas, de los instantes que parecen simples pero que son los que constituyen una vida plena.

Cómo practicar el *Carpe Diem* en tu día a día

- **Agradece cada día algo sencillo**: un café caliente, una conversación agradable, un paseo.
- **Haz pausas**: respira hondo, siente tu cuerpo, mira a tu alrededor.
- **Reduce las prisas**: No se trata de hacer menos, sino de hacerlo con calma y atención.
- **Acepta la incertidumbre**: El futuro no se controla, pero sí puedes decidir cómo vivir el presente.

En definitiva, *Carpe Diem* no significa vivir desenfrenadamente, sino vivir con atención, gratitud y serenidad. Es elegir estar presente y no dejar la felicidad para más adelante.

Stoa Poikile

«La felicidad no es hacer lo que uno quiere, sino querer lo que uno hace»
—Jean Paul Sartre

El estoicismo: una filosofía práctica para vivir con menos estrés

El estoicismo nació en la antigua Grecia hace más de 2.000 años, pero sus enseñanzas siguen siendo sorprendentemente actuales. Filósofos como Séneca, Epicteto o el emperador Marco Aurelio reflexionaron sobre cómo vivir con serenidad en medio de las dificultades. Y lo que descubrieron puede ayudarnos hoy a manejar mejor el estrés.

El estoicismo nos enseña que la clave no está en lo que nos pasa, sino en cómo interpretamos y como reaccionamos a lo que nos pasa. El estoicismo busca alcanzar la serenidad y la paz interior a través del autodominio, la aceptación de la realidad y el cultivo de la virtud. Los estoicos ponían el acento en la actitud hacia los acontecimientos, más que en los propios hechos. La clave no está en cambiar lo que ocurre, sino en controlar nuestra interpretación y respuesta a lo que sucede.

> El estoicismo es una escuela filosófica surgida en Grecia hacia el siglo III a.C., fundada por Zenón de Citio y desarrollada por pensadores como Cleantes de Asos, Crisipo de Soles y relatada por Diógenes Laercio. Esta corriente fue adoptada y adaptada por pensadores romanos como Séneca, Musonio Rufo, Epicteto y el emperador Marco Aurelio.

Principios básicos del estoicismo

- **Diferenciar lo que podemos controlar de lo que no podemos controlar**: Los estoicos enseñan que existen cosas bajo nuestro control —nuestras opiniones, deseos y acciones— y otras fuera de nuestro control —el pasado, la salud, la fama, la riqueza—. La sabiduría consiste en concentrarse en las primeras y aceptar las segundas sin resistencia.
- **Autodominio y aceptación**: La serenidad surge cuando practicamos la moderación, la disciplina y la aceptación de lo inevitable. Para los estoicos, la virtud —actuar de acuerdo con valores como la justicia, la sabiduría y la bondad— es la verdadera fuente de felicidad.
- **Vivir el presente**: Igual que en el budismo o en la práctica del mindfulness, el estoicismo insiste en la importancia de vivir el aquí y ahora, sin quedar atrapados en el pasado ni obsesionados con el futuro.

¿Por qué el estoicismo puede ayudarte frente al estrés?

La influencia del estoicismo ha perdurado a lo largo de la historia, influyendo en la psicología moderna, especialmente en la terapia cognitivo-conductual, que enseña a cuestionar pensamientos dañinos y a centrarse en lo que realmente se puede cambiar. También ha influido en prácticas contemporáneas como el mindfulness.

Estas prácticas han asimilado enseñanzas estoicas sobre la regulación emocional, el control de los pensamientos y la aceptación.

Cómo aplicar el estoicismo en tu vida

- **Acepta lo que no puedes cambiar:** Aceptar que muchos eventos están fuera de nuestro control y no gastar energía emocional luchando contra ellos. Preocuparte o luchar contra lo inevitable solo añade sufrimiento. Aprende a soltar.
- **Céntrate en lo que sí depende de ti**: Tus hábitos, tu manera de pensar, cómo respondes a un problema. Ahí es donde puedes actuar.
- **Observa tus pensamientos y emociones**: No se trata de reprimirlos, sino de darte cuenta de ellos sin dejar que te dominen.
- **Practica la moderación**: Evita los excesos, busca el equilibrio y cultiva la calma incluso en situaciones difíciles.

Aplicar el estoicismo no significa resignarse, sino vivir con más libertad, menos miedo y más serenidad, incluso cuando la vida no sale como habíamos planeado.

Meditación y Mindfulness

«Nada puede traerte la paz, sino tú mismo»
—Ralph Waldo Emerson

Continuamente escuchamos hablar de meditación y de *mindfulness* como herramientas para cuidar la mente y el cuerpo. Y, efectivamente, se ha demostrado que ayudan a reducir el estrés, manejar la ansiedad, mejorar el sueño y aumentar la sensación de bienestar. No se trata de poner la mente en blanco ni de hacer algo complicado. La meditación es, en esencia, entrenar la atención, aprender a estar presentes, a observar nuestros pensamientos y emociones sin dejarnos arrastrar por ellos.

En el ámbito clínico, los términos mindfulness, meditación y zen se utilizan frecuentemente para describir técnicas que han demostrado tener efectos positivos en la reducción de la ansiedad, la gestión del estrés y la mejora del bienestar general.

¿Qué es meditar?

Meditar significa parar un momento y entrenar la mente para que esté más tranquila y consciente.

Podemos hacerlo de manera formal, sentados y siguiendo un método, o de manera informal, integrándolo en el día a día, mientras comemos, caminamos o incluso mientras lavamos los platos.

Existen muchas formas de meditación, algunas se basan en repetir un mantra, otras en visualizar escenas relajantes y otras simplemente en observar la respiración.

Meditación de Atención Plena (*Mindfulness*).

La meditación de atención plena, o *mindfulness*, es un tipo de meditación muy popular, basada en la tradición budista, pero adaptada a la vida moderna y a la medicina.

Su idea central es sencilla: prestar atención al presente, sin juzgarlo. No se trata de pelear con los pensamientos negativos, sino de dejarlos pasar como si fueran nubes en el cielo. Tampoco se trata de suprimir emociones, sino de observarlas sin identificarse con ellas. La práctica nos ayuda a escuchar al cuerpo y a conectar con nosotros mismos.

Jon Kabat-Zinn, uno de los grandes impulsores de esta práctica en Occidente, creó el programa de *Reducción de Estrés Basada en Mindfulness (MBSR),* con resultados muy positivos en ansiedad, depresión y estrés crónico. Este programa tiene como objetivo enseñar a las personas a estar más presentes en el momento actual, en lugar de quedar atrapados en pensamientos negativos sobre el pasado o preocupaciones sobre el futuro. Para ello combina elementos de la meditación budista con enfoques científicos de la psicología actual.

Algunas de las prácticas de este programa son:

- **Atención a la respiración**: observar cómo entra y sale el aire, sin intentar controlarlo.
- **Escaneo corporal (*body scan*)**: recorrer mentalmente el cuerpo, sintiendo cada zona.
- **Aceptación de pensamientos y emociones**: dejar que estén ahí, sin intentar cambiarlos.
- **Mindfulness en lo cotidiano**: comer, caminar o incluso conversar prestando plena atención a lo que sucede en ese instante.

El mindfulness no se limita a la práctica meditativa formal, sino que se extiende a cualquier actividad diaria, con el propósito de estar completamente presente y consciente en el momento. Por ejemplo, comer con mindfulness significa saborear cada bocado, sentir la textura, el olor, el sabor.

Meditación Zen (*Zazen*)

El zen es otra forma de meditación, originaria del budismo. Su práctica central se llama *zazen*, que significa literalmente *sentarse a meditar*.

En el *zazen* se presta atención sobre todo a la respiración y la postura corporal. La idea es sentarse en silencio, dejar que los pensamientos pasen sin aferrarse a ellos y aprender a estar completamente presentes.

El zen no busca tanto alcanzar un estado especial, sino vivir el momento con total plenitud. Zen significa barrer cuando estás barriendo, comer cuando estás comiendo, escuchar cuando alguien habla. Esta integración de la meditación en la vida diaria permite que la práctica deje de ser un acto aislado y se convierta en un modo de vida.

El zen también enseña a experimentar el vacío o la ausencia de pensamiento. En el *zazen*, se busca liberarse de las distracciones mentales, lo que a menudo se describe como vaciar la mente, buscando liberarse de los pensamientos y emociones de manera que se puedan observar sin aferrarse a ellos, sin apego.

Tanto el mindfulness como el zen nos invitan a lo mismo, a estar presentes en el aquí y ahora, a observar los pensamientos y las emociones sin juzgarlos, vivir la vida con más calma, claridad y conexión con nosotros mismos. La diferencia es que el mindfulness suele enseñarse con un enfoque más terapéutico —para reducir estrés, ansiedad o depresión—, mientras que el zen es una filosofía de vida más amplia.

En cualquier caso, ambas prácticas ofrecen un camino similar para cultivar la serenidad, mejorar la salud mental y física, y disfrutar más del presente.

Otras formas de meditación

La meditación no es una práctica única. Existen muchas formas, y cada persona puede encontrar la que mejor se adapte a su estilo de vida y necesidades. Todas buscan lo mismo: traer calma a la mente, reducir el estrés y mejorar la conexión con uno mismo.

Algunas de las más conocidas son:

- **Meditación *Vipassana***: Es una práctica budista que enseña a observar los pensamientos, emociones y sensaciones tal como son, sin juzgarlos ni reaccionar ante ellos.
- **Meditación con mantras**: Consiste en repetir una palabra, frase o sonido —como *Om*—, que ayuda a enfocar la mente y generar calma. Ocurre algo similar al rezar con oraciones como la Oración del Corazón. Tanto rezar como

meditar con mantras son formas de encontrar serenidad y conexión interior, aunque procedan de tradiciones distintas. En la oración, la persona se dirige a Dios con palabras o silencios, buscando diálogo y confianza; sin embargo, ambas prácticas comparten la repetición, la atención plena y el efecto de serenidad que producen en el cuerpo y la mente.

- **Meditación Trascendental**: También usa mantras, pero con una técnica más estructurada que busca alcanzar un estado profundo de paz y conciencia.
- **Meditación de Amor y Bondad (*Metta*)**: Se repiten frases de buenos deseos hacia uno mismo y hacia los demás, incluso hacia personas con las que tenemos conflictos. Ayuda a cultivar la compasión, la empatía y la paz interior.
- **Meditación de visualización**: Consiste en imaginar un lugar, una luz o una situación que transmita bienestar y calma, favoreciendo la relajación y la claridad mental.
- **Meditación en movimiento**: Como el yoga, el tai chi o el qi gong, que combinan movimientos suaves, respiración y atención plena.
- **Meditación guiada**: Se sigue la voz de un instructor —en persona, grabaciones o aplicaciones— que va indicando qué hacer. Es especialmente útil cuando resulta difícil meditar en solitario.

Lo más importante es entender que no hay una única forma correcta de meditación. Se trata de probar y descubrir cuál se ajusta mejor a tu forma de ser y a tu momento vital.

La meditación y el cuerpo: qué dice la ciencia

Gracias a los avances en neurociencia sabemos que la meditación no solo calma la mente, sino que también tiene un impacto real en el cuerpo.

Cuando practicamos la meditación ocurre lo siguiente:

- **Se activa el sistema nervioso parasimpático** (relacionado con el nervio vago), que ayuda al cuerpo a entrar en un estado de relajación. Esto disminuye el metabolismo y el consumo de oxígeno, regula la presión arterial y aumenta la producción de óxido nítrico, una molécula que favorece la dilatación de los vasos sanguíneos y mejora la circulación. Además, la meditación reduce la presencia de hormonas del estrés, como la adrenalina, y puede influir en zonas del cerebro encargadas de conservar energía, como el hipotálamo.
- La meditación **reduce los niveles de cortisol** (la hormona del estrés) y suben otras hormonas relacionadas con la energía, la motivación y el bienestar.
- La práctica regular puede incluso producir **cambios en el cerebro**. Se reduce la actividad de la amígdala (el centro del miedo) y fortalece áreas relacionadas con la memoria, la atención y la regulación emocional. Se han observado cambios no solo en la forma en que el cerebro funciona, sino también en su estructura, con modificaciones morfológicas asociadas a una mayor calma y equilibrio emocional.
- **El corazón y la respiración se sincronizan** —lo que se llama *coherencia cardíaca*— creando un estado de equilibrio y calma en el organismo.
- **Mejora la comunicación entre cerebro, corazón e intestino**, fortaleciendo la conexión entre mente y cuerpo, lo que favorece la digestión, la regulación del ritmo cardíaco y la respuesta del sistema inmunitario.

Cuando se alcanza el estado de coherencia cardiaca, también se observa un cambio en el ritmo cerebral. Ambos hemisferios cerebrales aumentan su interacción, fenómeno conocido como sincronización cerebral, lo que mejora funciones cognitivas como atención, comprensión, aprendizaje y mejora del proceso creativo. Además, la sincronización cerebral permite encontrar soluciones a problemas de manera más eficiente. El sistema digestivo también se sincroniza con el corazón y el cerebro a través de la rama posterior del nervio vago, lo que facilita la digestión y la regulación metabólica.

Beneficios de la meditación para los pacientes

Numerosos estudios han demostrado que la meditación, practicada de una forma regular, ayuda a:

- Reducir la ansiedad y el estrés. Esta reducción del estrés puede mejorar la respuesta inmune frente a la enfermedad y reducir los síntomas relacionados con la ansiedad.
- Mejorar el sueño. La meditación ha demostrado efectos positivos en la regulación del ciclo sueño-vigilia, especialmente en pacientes con trastornos del sueño inducidos por el tratamiento oncológico.
- Aumentar la resiliencia emocional frente a la enfermedad. Este proceso de autoconciencia puede ser útil para la gestión de los efectos secundarios del tratamiento y la mejora de la calidad de vida.
- Manejar mejor el dolor crónico. En pacientes con enfermedades crónicas o cáncer, la meditación puede aumentar la tolerancia al dolor y mejorar la capacidad para enfrentarse a los síntomas físicos, sin generar una reactividad emocional excesiva.
- Fortalecer el sistema inmunitario. Este efecto puede ser crucial en el manejo de enfermedades graves, ya que un sistema inmune óptimo es fundamental para enfrentarnos al tratamiento.

- Recuperar la energía y vitalidad. Estas prácticas favorecen una sensación de vitalidad al reducir la fatiga y aumentar la conexión con el cuerpo.
- Desarrollar una actitud de aceptación y compasión hacia uno mismo, lo que facilita sobrellevar momentos difíciles y ayuda a gestionar las emociones como el miedo, la tristeza y la incertidumbre.

En pacientes con enfermedades graves, como el cáncer, la meditación no sustituye al tratamiento médico, pero sí es una herramienta complementaria muy eficaz para mejorar la calidad de vida y afrontar con más serenidad los efectos físicos y emocionales.

¿Cómo empezar a meditar?

La meditación no requiere nada especial, ni ropa determinada, ni un lugar perfecto, ni demasiado tiempo. Claro que, si quieres, puedes ponerte una túnica naranja o pasar unos días en un templo budista.

Lo más importante es empezar poco a poco y ser constante. Aquí tienes algunos pasos sencillos:

- **Busca un sitio tranquilo**. Elige un lugar cómodo donde no te interrumpan. Puede ser tu habitación, una silla en el salón o incluso un rincón del trabajo.
- **Empieza con poco tiempo**. No necesitas sesiones largas. Con 5 a 10 minutos al día es suficiente para comenzar. Lo importante es la regularidad, no la duración.
- **Concéntrate en tu respiración**. Cierra los ojos y siente cómo el aire entra y sale de tu cuerpo. Si tu mente se distrae (lo hará), no te enfades, simplemente vuelve a la respiración con amabilidad.

- **Hazlo parte de tu rutina**. Puedes meditar por la mañana para empezar el día con calma, antes de dormir para descansar mejor, o en momentos de estrés.
- **Usa imágenes si lo prefieres**. Si te cuesta enfocarte, imagina un lugar que te relaje, como una playa o un jardín. Trata de visualizar los sonidos, los colores y las sensaciones de ese lugar.
- **Practica la atención plena** (mindfulness). Poco a poco, empieza a observar tus pensamientos y emociones sin juzgarlos. Déjalos pasar como nubes en el cielo. Así la mente se calma sola.
- **No busques resultados inmediatos**. La meditación es como entrenar, cuanto más la practiques, más notarás sus beneficios en tu cuerpo y tu mente.

OTRAS ESTRATEGIAS PARA MANEJAR EL ESTRÉS

El manejo del estrés y la ansiedad puede apoyarse en diversas estrategias complementarias, que, aunque puedan parecer simples, tienen un gran impacto emocional, psicológico y físico cuando se practican de forma regular.

Algunas de estas prácticas pueden ayudar a mejorar la calidad de vida y a reducir el efecto del estrés, especialmente en quienes atraviesan una enfermedad grave como el cáncer.

1. Evita el síndrome de la felicidad aplazada

«Logro resistirlo todo, salvo la tentación»
—Oscar Wilde

Ya hemos hablado de esto. Muchas veces pensamos: *«Seré feliz cuando termine el tratamiento... cuando tenga más dinero... cuando todo esté perfecto»*. Pero esa espera eterna roba la alegría del presente.

Busca algo cada día, por pequeño que sea, que te aporte satisfacción —una conversación, un paseo, un olor agradable—. La felicidad está en los momentos, no solo en las metas.

2. Disfruta de las pequeñas cosas

«Disfruta de las pequeñas cosas, porque tal vez un día vuelvas la vista atrás y te des cuenta de que eran las cosas grandes»
—Robert Brault

Con pequeñas cosas no me refiero a una pequeña mansión, un pequeño yate o una pequeña fortuna, sino a detalles cotidianos como una taza de café caliente, escuchar tu canción favorita o sentir el calor del sol en la piel. Estos placeres simples pueden convertirse en anclas de serenidad.

Dedica unos minutos al día a observar con plena atención algo cotidiano, como saborear despacio un alimento. Las cosas más importantes y placenteras de la vida suelen ser sencillas... y gratis.

3. Simplifica tareas complejas

«La perfección se alcanza no cuando no hay nada que añadir, sino cuando no hay nada que quitar»
— Antoine de Saint-Exupéry

Cuando todo te parece un mundo, la mente se satura. Dividir lo complicado en pasos más pequeños genera sensación de control. Por ejemplo, en lugar de pensar *«tengo que ordenar toda la casa»*, empieza con *«hoy solo el cajón de la cocina»*.

4. Vive con menos

«Que el equipaje no lastre tus alas...»
—Joaquín Sabina

Acumular cosas —y también preocupaciones, compromisos o pensamientos— suele generar ruido mental y ansiedad. En cambio, vivir con sencillez y soltar lo que ya no aporta nos da ligereza. Renunciar a lo innecesario, ya sea un objeto, una obligación o una idea, libera espacio físico y emocional y nos permite enfocarnos en lo que realmente importa. Puedes empezar por regalar o dejar ir aquello que no usas, y hacer lo mismo con todo lo que ocupa tu mente sin un propósito real.

5. Elimina la ansiedad de rendimiento

«Haz lo que depende de ti; lo demás no te pertenece»
—Epicteto

El perfeccionismo es un gran generador de estrés. No siempre hay que hacerlo todo perfecto, ni compararse con los demás. Aceptar nuestras imperfecciones y renunciar a la presión social sobre el rendimiento puede disminuir significativamente la ansiedad. Haz lo mejor que puedas en cada momento y entiende que eso es suficiente.

6. Principio de realidad

«Me parece que el secreto de la vida consiste simplemente en aceptarla tal cual es»
—San Juan de la Cruz

El principio de realidad, descrito por Freud, nos dice que debemos enfrentarnos a la realidad de la situación y no huir de ella, que necesitamos ver las cosas tal como son y actuar en consecuencia, en lugar de refugiarnos en deseos o fantasías que nos alejan de la situación real.

Esto no significa ser pesimistas, sino encontrar un equilibrio saludable entre el optimismo —que impulsa y motiva— y el realismo —que nos ayuda a tomar decisiones acertadas—. Aceptar la realidad, incluso cuando no es como quisiéramos, nos permite responder con claridad, adaptarnos mejor y avanzar de manera más consciente. Hay que buscar el equilibrio entre optimismo y pesimismo.

7. Identifica creencias irracionales

«Nada dura para siempre, ni siquiera tus problemas»
—Arnold H. Glasow

Algunas ideas que sostenemos sin cuestionarlas pueden generarnos un gran malestar emocional. Creencias como *«la gente debe tratarme bien»* o *«el mundo debe ser justo y funcionar correctamente»* parecen razonables, pero cuando las tomamos como exigencias absolutas nos llevan a la frustración. Aprender a identificar estos pensamientos rígidos y reemplazarlos por otros más realistas —por ejemplo, *«me gustaría que me trataran bien, pero no siempre será así»*— nos ayuda a manejar mejor las emociones y a relacionarnos con la vida desde una perspectiva más flexible y saludable.

8. Ejercicio físico

«El ejercicio fortalece el cuerpo y ordena el espíritu»
—Platón

Hacer ejercicio de forma regular es una excelente herramienta de control emocional y liberación de tensiones. Hablamos más del ejercicio físico en otro capítulo.

9. Soporte social

«El que tiene un amigo verdadero puede decir que tiene dos almas»
—Arturo Graf

Hablar, compartir y sentirse acompañado disminuye el peso de la ansiedad. No te aísles. Acepta ayuda, busca grupos de apoyo, comparte lo que sientes. Una de las características de las Zonas Azules para explicar la longevidad de su población es, además de la alimentación y el ejercicio, sus estrechos lazos sociales.

10. Humor terapéutico

«El humor reporta más beneficio a una pequeña aldea
que la seriedad de diez médicos»
—Paracelso

El humor es un gran medicamento sin efectos secundarios. La risa reduce el estrés y fortalece el sistema inmune. Rodéate de personas que te hagan reír, mira películas cómicas, permítete encontrar lo gracioso incluso en lo cotidiano.

11. Yoga y otras prácticas de calma

«La siesta es el yoga español»
—Camilo José Cela

Estas disciplinas ayudan a relajar el cuerpo y la mente, mejoran la respiración y aumentan la serenidad. No sustituyen tratamientos médicos, pero sí los complementan.

12. Escritura terapéutica

«La escritura, como el bisturí eléctrico,
cicatriza las heridas al instante de abrirlas»
—Juan José Millás

Poner por escrito lo que sentimos es una forma sencilla y muy efectiva de aligerar la mente. Dedica unos diez minutos a escribir todo lo que piensas y sientes, sin filtros ni exigencias, no importa la ortografía, la estructura o la coherencia. Simplemente deja que salga. Cuando termines, puedes guardar lo escrito, releerlo más adelante o incluso romperlo. El objetivo no es crear un texto bonito, sino liberar lo que llevas dentro y darle un espacio fuera de ti.

13. *Talking Cure* (hablar para sanar)

«Hablar es una necesidad; escuchar es un arte»
—Goethe

A veces, simplemente hablar con alguien de confianza o con un profesional puede aliviar una gran parte de la carga emocional. Poner en palabras lo que nos preocupa ayuda a ordenar la mente, dar forma a lo que sentimos y ver las situaciones con más claridad. No se trata solo de contar lo que pasa, sino de sentirnos escuchados, comprendidos y acompañados. A menudo, ese proceso ya es un paso importante hacia la calma.

14. Saber perder el tiempo

«Los occidentales tienen el reloj, los orientales poseen el tiempo»
—Proverbio árabe

No todo en la vida tiene que ser productivo ni conducir a un objetivo. A veces, permitirnos perder el tiempo es justo lo que necesitamos para descansar la mente. Pintar sin esperar un resultado, escuchar música sin hacer nada más o simplemente mirar las nubes pasar puede convertirse en un verdadero bálsamo.

Estos momentos de pausa nos reconectan con el presente, reducen la presión diaria y nos recuerdan que también somos seres que necesitan jugar, descansar y respirar.

15. Paciencia y perseverancia

«La gota de agua no horada la piedra por su fuerza, sino por su constancia»
—Horacio

Los cambios importantes no suelen aparecer de un día para otro; llegan poco a poco. Por eso, la constancia vale mucho más que la intensidad momentánea. Mantener un pequeño esfuerzo sostenido, ser paciente con el proceso y no abandonar a la primera dificultad es lo que, al final, transforma la realidad.

La paciencia nos da calma, y la perseverancia nos lleva más lejos de lo que imaginamos.

16. Se proactivo y no reactivo

«Aferrarse a la ira es como agarrar un trozo de carbón encendido con la intención de lanzárselo a otra persona: eres tú quien se quema»
—Buda

Ser proactivo significa tomar las riendas de nuestras acciones y decisiones, en lugar de dejarnos arrastrar por la impulsividad o las circunstancias externas. No todo depende de lo que sucede a nuestro alrededor; gran parte depende de cómo elegimos responder.

Practicar la proactividad nos permite anticiparnos a los problemas, actuar con intención y mantener la calma incluso en situaciones difíciles, transformando desafíos en oportunidades de crecimiento.

17. Perdona y evita el odio

«El árbol no niega la sombra ni al leñador»
—Proverbio Hindú

Guardar rencor es cargar con un peso innecesario. Perdonar no significa olvidar lo que pasó ni justificarlo, sino liberarse del resentimiento para vivir con más ligereza y paz interior. Al soltar la ira y el odio, abrimos espacio para emociones más saludables y relaciones más armoniosas, y nos permitimos avanzar sin que el pasado nos detenga.

18. Jerarquiza las preocupaciones

«Concentrarse en lo importante es la verdadera sabiduría»
—Confucio

Prioriza y relativiza tus preocupaciones según su verdadera importancia.

A veces confundimos urgente con importante. No todo lo que parece urgente es realmente importante: muchas veces gastamos la mayor parte del tiempo resolviendo asuntos urgentes que no aportan mucho a nuestro bienestar o metas a largo plazo, mientras que lo verdaderamente importante queda relegado.

Haz una lista de tus preocupaciones y ordénala según lo que realmente importa. Al verlas en perspectiva, muchas perderán fuerza, y podrás enfocar tu energía en lo que tiene un impacto real en tu vida.

Una manera muy gráfica de entenderlo es a través de la conocida metáfora atribuida a Stephen Covey. Imagina un frasco vacío en el que primero metes piedras grandes, luego pequeñas y finalmente arena. Las piedras grandes representan lo más importante en tu vida; las pequeñas, las cosas secundarias y la arena los detalles sin gran relevancia. En cambio, si llenas el frasco empezando por la arena o las piedras pequeñas, las grandes no cabrán, no habrá espacio para lo verdaderamente importante. La enseñanza es clara: primero dedica tu tiempo y energía a lo que realmente importa.

19. Generosidad

«La generosidad consiste menos en dar mucho que en dar a tiempo»
—Jean de La Bruyère

Dar sin esperar nada a cambio nos aporta una satisfacción profunda y auténtica. No hace falta realizar grandes gestos: escuchar atentamente a alguien, ofrecer una sonrisa o un pequeño acto de ayuda ya genera bienestar tanto en quien recibe como en quien da.

La generosidad nos conecta con los demás, fortalece las relaciones y nos recuerda que contribuir al bienestar de otros también enriquece nuestra propia vida.

20. Cultiva pensamientos positivos

«Nunca una noche ha vencido al amanecer,
y nunca un problema ha vencido a la esperanza»
—Bern Williams

La mente tiende de forma natural a centrarse en lo negativo, pero podemos entrenarla para reconocer y valorar también lo positivo. Cambiar la perspectiva no significa ignorar los problemas, sino aprender a enfocarnos en lo que aporta bienestar y soluciones. Numerosos estudios muestran que mantener una actitud positiva, incluso frente a enfermedades o situaciones difíciles, puede mejorar el pronóstico y favorecer la recuperación. Cultivar pensamientos positivos fortalece la resiliencia, reduce el estrés y nos ayuda a vivir con mayor equilibrio emocional.

21. Amor propio

«No hay mayor amor que el respeto por uno mismo»
—Buda

Cuidarse, respetarse y tratarse con amabilidad a uno mismo es fundamental para poder cuidar de los demás. El amor propio no es egoísmo, es reconocer nuestro valor, atender nuestras necesidades y establecer límites. Ámate primero a ti mismo; después podrás amar y cuidar a los demás.

22. Aprende a decir no

«La costumbre de decir sí me parece peligrosa y resbaladiza»
—Cicerón

A menudo renunciamos a nuestras propias necesidades para complacer a los demás, pensando que ser amables significa decir siempre que sí. Pero no tenemos la obligación de satisfacer a todo el mundo, y hacerlo constantemente puede agotarnos física y emocionalmente. Aprender a decir NO de manera respetuosa es un acto de salud, autocuidado y autoestima: nos permite proteger nuestro tiempo, energía y bienestar, y nos ayuda a mantener relaciones más equilibradas y genuinas.

No todas estas estrategias sirven para todo el mundo. Lo importante es probar, elegir y combinar las que mejor se adapten a ti. En pacientes con enfermedades graves, practicar estas técnicas puede ser de gran ayuda para mejorar la calidad de vida, reducir la ansiedad y recuperar la sensación de control.

El estrés es inevitable, pero el sufrimiento que nos causa no lo es. Aprender a respirar mejor, vivir de acuerdo con nuestros valores, disfrutar de la lentitud, buscar el *flow*, practicar el *carpe diem*, inspirarnos en el estoicismo, meditar y cuidar nuestro cuerpo y nuestras relaciones son caminos que nos ayudan a recuperar la calma. La serenidad no significa ausencia de problemas, sino la capacidad de afrontarlos con claridad y confianza.

QUÉ DEBES RECORDAR

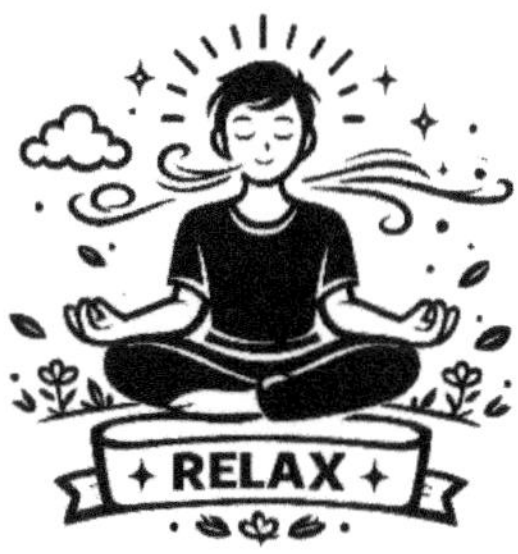

Evita la culpa del pasado y la preocupación del futuro.
Vive el presente, con calma.
Confórmate con lo que tienes.
Atiende primero lo importante, lo que da sentido a tu vida.
Haz respiraciones profundas de vez en cuando.

«Los que dicen que es imposible
no deberían molestar a los que lo están haciendo»

Albert Einstein

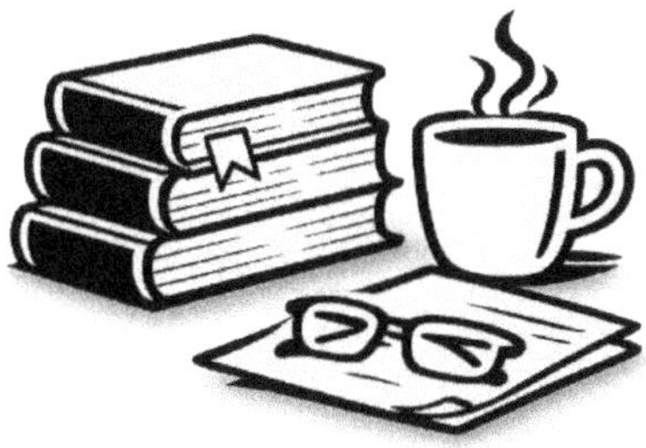

MI EXPERIENCIA (Y BIBLIOGRAFÍA)

«Sé el cambio que quieres ver en el mundo»

Mahatma Gandhi

42
La dieta es la medicina

«La medicina es el arte de imitar
los procesos curativos de la naturaleza»

Paracelso

Cuando me diagnosticaron el cáncer (los cánceres), una compañera me dijo que seguía en redes sociales a Odile Fernández. Yo no tengo redes sociales, así que decidí leer uno de sus libros: *Hábitos que te salvarán la vida*. Su libro está lleno de optimismo; yo, en cambio, soy de natural más pesimista. Pero ahí me di cuenta de que, efectivamente, hay hábitos que pueden ayudarme.

No me quedé ahí. Empecé a leer más y más publicaciones científicas. Conforme avanzaba en mis lecturas, me iba sorprendiendo la estrecha relación que existe entre muchos tipos de cáncer —entre ellos el de colon— y la alimentación. Una dieta saludable ayuda a prevenir casi todas las enfermedades, y entre ellas, el cáncer.

Lo más importante no es que la alimentación pueda prevenir el cáncer, sino que puede ayudar a curarlo, el alimento como medicamento, como medicina. Por supuesto, lo más importante es seguir el tratamiento indicado por los médicos, pero ¿por qué no echar una mano con los alimentos? Lo peor que puede pasar es que no ocurra nada. Y, además, sin efectos secundarios.

Con esta idea en mente, me lancé, como he dicho, a leer cientos de artículos y libros —más adelante te recomendaré los que me han parecido más interesantes, mejor escritos y con mayor base científica—. La dieta ya se utilizaba para curar hace miles de años. Mi colega Hipócrates tiene todo un tratado al respecto —no te lo recomiendo, es un poco tedioso—.

Todo lo que aprendía de mis lecturas lo iba apuntando en libretas —gran parte de lo que he aprendido, y que estaba en esas libretas, es lo que has estado leyendo—.

Desde el diagnóstico hasta ahora he ido cambiando mi dieta de forma paulatina. Cada vez que leía que algo era beneficioso, lo añadía a mi alimentación. Cada vez que leía que algo era perjudicial, lo excluía de mi dieta.

Mi familia y amigos han sido testigos de mi evolución. He intentado convencerlos de que cambien su dieta y su estilo de vida, aunque (casi) siempre sin éxito. Algo normal, ¿por qué debería un inmortal cambiar lo que come? Pero los que somos mortales, y especialmente los que tenemos fecha de caducidad, no tenemos más remedio. Nos agarramos a un clavo ardiendo.

Te cuento cómo ha cambiado mi forma de comer y lo que estoy haciendo ahora.

Mi rutina diaria

Me levanto a las 7:00 y me preparo para ir al trabajo, que empieza a las 8:00. Voy en bici, así que empiezo el día con algo de ejercicio. La mayoría de la gente desayuna antes de ir a trabajar (yo era uno de ellos). Como solemos tener poco tiempo, acabamos desayunando algo rápido —y, generalmente, poco saludable—. Otra gente opta por no desayunar (o por no trabajar).

Durante el tiempo que estuve de baja me acostumbré a desayunar en abundancia, porque el desayuno es la comida más importante del día. Así que ahora me llevo el desayuno al trabajo y lo tomo durante la reunión que tenemos antes de empezar la consulta. Así no desayuno recién levantado. Eso sí, tengo que dejarlo preparado la noche anterior, y tardo casi una hora.

Suelo desayunar una ensalada, una ensalada que ocupa toda una ensaladera. En el trabajo todos la miran con envidia, pero hasta ahora nadie se ha animado a imitarme. A menudo me preguntan qué lleva, pues bien, aquí tenéis los ingredientes:

Distintos tipos de hojas verdes —rúcula, canónigos, kale, espinacas...—, perejil, cilantro, apio, brócoli, pimiento rojo y verde, col roja, cebolla, ajo, rábano, remolacha, aguacate, mango (a veces lo sustituyo por melocotón u otra fruta dulce), aceitunas (que previamente he dejado a remojo para quitarles la sal), tomate, pepino y bayas de goji. Le añado especias: orégano, eneldo, tomillo, romero, albahaca, pimienta negra y cúrcuma que rallo. También semillas que trituro para que se absorban mejor: sésamo, lino, chía, cáñamo, y a veces de calabaza o girasol. Levadura de cerveza, espirulina y, para aportar proteínas, tofu, quinoa, habas de soja o alguna otra legumbre. Y como a toda buena ensalada: aceite de oliva virgen extra y vinagre de manzana.

Seguramente se me olvida algo. No siempre uso todo lo de la lista; hago pequeñas variaciones.

Después de la ensalada, si aún tengo hambre y tiempo, me como una fruta como postre (sí, has leído bien, tomo postre en el desayuno). Algunos días, en lugar de ensalada, tomo una tostada integral con tomate y aguacate.

A media mañana suelo comer arándanos y uvas rojas con nueces (una combinación excelente), o fresas, moras... según la temporada.

Durante la mañana puedo tomar uno o dos cafés. Antes los tomaba con leche y azúcar; ahora, solos. Necesito que sea de buena calidad, el paladar me ha cambiado. Me estoy convirtiendo en un sibarita del café.

Salgo del trabajo a las tres y algo y llego a casa casi a las cuatro. Si llego un poco antes, aprovecho para hacer algo de ejercicio. Trato de que las comidas sean variadas: legumbres al menos tres o cuatro veces por semana, cuscús integral con verduras, pasta o arroz integral, gazpacho en verano... De vez en cuando como sardinas, de todos los pescados azules es el que más me gusta y me resulta más fácil de preparar. De postre, fruta, un boniato asado o un poco de chocolate negro (85%). El kiwi con pistachos también en una buenísima combinación.

Después de comer, suelo tomar un té matcha. Como su sabor no es precisamente el mejor, le añado cardamomo, hierbabuena, clavo y jengibre o canela en rama.

Por la tarde tomo frutos secos de todo tipo y, si me ha dado tiempo a hacer galletas de avena, me las zampo sin remordimientos. También palomitas o más fruta.

Para la cena, alguna verdura. Muchas noches no ceno, sobre todo si he comido tarde; así hago un ayuno intermitente más largo. Casi nunca ceno más allá de las 20:30 h.

Comer fuera de casa me resulta complicado. No es fácil encontrar restaurantes con comida vegetal, integral y sin procesar. Esto me limita bastante a la hora de asistir a ciertos eventos y actos sociales. Además, el no beber alcohol ni bebidas azucaradas tampoco ayuda a la vida social. A veces lo soluciono llevándome mi propia comida o pidiendo una ensalada sencilla. En ocasiones especiales sí que tomo una copa de vino o una cerveza sin alcohol.

Somos lo que comemos. Somos lo que come lo que comemos

Lo primero que dejé de tomar fue la leche. Solía tomar casi un litro al día: en el desayuno, en los cinco cafés que tomaba al día, en la cena. ¿Y por qué la dejé? Porque me sentaba mal. Muchas personas son intolerantes a la leche de vaca porque contiene proteínas diseñadas para alimentar a un ternero (que tiene que engordar más de una tonelada), no a un ser humano. Nosotros no necesitamos leche en la edad adulta.

Algo curioso es que, desde que dejé de tomar leche, he dejado de tener aftas en la boca. Desde que era muy pequeño era raro el mes en que no me salían llagas (se llama *aftosis oral recidivante*), que me duraban una o dos semanas, me impedían comer y me causaban bastante dolor. Solo por eso ya ha merecido la pena dejar la leche. Aunque la echo de menos, cuando preparo el desayuno a los niños la huelo con nostalgia (a los niños les doy leche de cabra).

¿Y la carne? También la he dejado. No por espíritu animalista (que, por cierto, estoy desarrollando y deberíamos tener más en cuenta), sino por salud. Los cerdos, por ejemplo, tienen un nivel de inteligencia similar al de los monos, pero pasan su vida encerrados en espacios diminutos, sin poder moverse, comiendo sin parar y reprimiendo todos sus instintos naturales. Es normal que se estresen hasta tal nivel que se muerdan el rabo unos a otros.

Nunca he sido muy carnívoro, así que no ha sido un problema dejar de comer carne. La mayoría de los animales deberían alimentarse en libertad, con sus alimentos naturales. Pero la realidad es que los animales no están en libertad, sino que están hacinados en espacios reducidos y sucios, alimentados con piensos hipercalóricos y antibióticos para evitar infecciones. A las vacas, por ejemplo, se les da grano (y otras inmundicias) cuando su alimento natural es la hierba. Los pollos engordan en semanas lo que deberían tardar meses. Todo lo que los animales comen se almacena en su carne, su grasa, su leche y sus huevos; y cuando los comemos, esas sustancias pasan a nosotros.

Por eso tampoco consumo huevos, tanto por lo anterior como porque un solo huevo contiene todo el colesterol que necesitamos en un día.

Y sobre los derivados de la carne —los procesados—, mejor ni hablar. Además de lo malo de la carne y la grasa animal, les añaden más grasas, sal y azúcares.

Cuando les digo a mis pacientes que no es necesario comer carne para vivir, me miran con desconfianza (más bien como si estuviera loco). La mayoría cree que es necesario comer carne por las proteínas que nos aportan. Pero la realidad es otra, los alimentos vegetales también tienen proteínas, y de mejor calidad. No hay proteínas en la carne que el animal no haya obtenido antes de las plantas. Piensa que la media tonelada de músculo de un toro proviene, básicamente, de comer hierba. Así que, si necesitas más proteínas, come más vegetales.

Según los nutricionistas, deberíamos comer unos 200 gramos de carne a la semana. Mucha gente come eso cada día. Y está demostrado que las dietas con exceso de proteínas, sobre todo de origen animal, favorecen la aparición de cáncer.

Aun así, si decides comer carne, busca un ganadero de confianza o, mejor aún, opta por carne de caza ya que son animales libres, alimentados con su comida habitual.

Si decides no comer nada de carne ni pescado es necesario que lo consultes con tu médico, porque seguramente necesitará un suplemento de vitamina B12 (yo he tomado una pastilla de 2.000 mcg una vez a la semana).

Libros de salud general que te recomiendo:

- *Quinquevium Hippocraticum*. El autor de este libro soy yo. Con toda la información que he recopilado a lo largo de este tiempo decidí unificarla en un solo texto, y lo primero que surgió fue *Quinquevium Hippocraticum*. Lo escribí en un lenguaje médico y científico, con la idea de transmitir esta información a compañeros y estudiantes de medicina y de ciencias de la salud. Después decidí escribirlo en un tono más divulgativo para poder ofrecérselo a mis pacientes, que es el libro que estás leyendo. Así que si tienes interés en conocer la base científica de todo lo que te he contado puedes leerlo, pero hay otros libros mejores y que te pueden interesar más, como por ejemplo los de Michael Greger.
- *How Not to Age*; de Michael Greger. Me lo regaló una amiga y compañera de trabajo hace años. Me dijo que era un libro fantástico, pero lo abandoné en la estantería. Tras leer *Comer para no morir*, del mismo autor, me leí éste. Y efectivamente, son los dos libros que más me han enseñado y los que más recomiendo. Eso sí, *How Not to Age* puede resultar difícil si no tienes nociones básicas de medicina. Creo que pronto saldrá una edición en español.

- *Anticáncer. Una nueva forma de vida*; de Dr. David Servan-Schreiber. Otro de los libros imprescindibles. No habla solo de alimentación, sino también de estilos de vida. Te recomiendo buscar algunos vídeos del Dr. Servan-Schreiber.
- *El cuerpo humano. Guía para ocupantes*; de Bill Bryson. Interesante y divertido.
- *Por qué morimos: la nueva ciencia del envejecimiento y la búsqueda de la inmortalidad*; de Venki Ramakrishnan. Un poco más técnico, pero explica muy bien por qué envejecemos, enfermamos y cómo podemos evitarlo.

Libros sobre alimentación que también te recomiendo:

- *Comer para no morir*; de Michael Greger. Este es sin duda el libro más importante de todos. Lo he regalado varias veces. No suele estar en librerías, pero se puede comprar por internet.
- *Cómo funciona el cuerpo humano*; editorial DK. Sencillo, pero muy claro para entender la digestión.
- *La digestión es la cuestión*; de Giulia Enders.
- *Saber comer*; de Michael Pollan.
- *El dilema del omnívoro*; de Michael Pollan.
- *Hábitos que te salvarán la vida. Cómo controlar la inflamación, los picos de glucosa y el estrés*; de Odile Fernández.
- *Cómo funciona la alimentación: guía gráfica de la nutrición*, editorial DK.
- *Los alimentos ultraprocesados*; de Javier Sánchez Perona.
- *¡Es la microbiota, idiota!*; de Sari Arponen. Explica con claridad y sencillez la gran importancia de la microbiota.
- *Delicias veganas*; de Toni Rodríguez. Hay muchos libros de cocina, pero este es mi favorito, el que más se acerca a mis gustos. ¡Además, el autor se llama como yo!
- *Fed Up*. Un documental que tienes que ver.

Soy adicto

Pensé que con el tiempo dejaría de tener la tentación de comer ciertas cosas, pero no es así. Sigo teniendo síndrome de abstinencia a algunos procesados, sobre todo los que combinan grasa y azúcar. No me los como (aunque a veces los huelo), pero el deseo persiste. A veces incluso sueño que como bollería industrial. Normalmente con un poco de chocolate negro calmo la ansiedad y el deseo.

43
Ayuno

«Ayunar es el primer principio de la medicina»

Avicena

En este apartado, que he titulado ayuno, quiero contar mi relación personal con esta práctica. Intenté pensar en otro título para hacer el texto más original, pero cuando busqué sinónimos de ayuno en el diccionario, las palabras que encontré fueron: *abstinencia, dieta, privación, hambre, penitencia, mortificación...* Y todos conocemos la expresión *«más largo que un día sin pan»*. Está claro que el ayuno no tiene buena prensa.

La verdad es que, para mí, pocas veces supone un sacrificio no comer. Cuando, a pesar de tener hambre, decido no cenar —ya sea porque es tarde o por alguna otra razón—, paso un mal rato al principio, pero en cuanto me he concienciado y mi cuerpo se ha resignado a la idea de que no voy a comer, se me pasa. Puedo tolerar el hambre de la misma manera que se tolera un pequeño dolor, sin necesidad de medicación.

Mis ayunos suelen ser de 12 a 14 horas, y siempre por la noche, de manera que el tiempo en que duermo me ayuda a no sentir hambre. Cuando me acuesto sin cenar, duermo mejor, aunque hay gente que no puede dormir con hambre y se ve obligada a levantarse y asaltar la nevera.

Aprovecho algunas ocasiones para hacer ayunos más largos, de 24 horas. El primer ayuno de 24 horas que hice fue antes de una colonoscopia. En ese tipo de procedimientos no se pueden consumir alimentos con fibra, y casi todos mis alimentos contienen fibra. Así que opté por un ayuno de dos días. Últimamente, también he comenzado a utilizar las guardias en el hospital como una oportunidad para hacer ayunos de 24 horas. La última vez, aproveché que estaba resfriado para hacer un ayuno de este tipo, y debo decir que durante el proceso mejoraron todos mis síntomas, los mocos, el malestar... En muy pocos días, ya estaba curado.

Algunos libros que te recomiendo:

- *El ayuno contra el cáncer: Una guía novedosa para prevenir y tratar los tumores*; de Valter Longo. Este autor es uno de los investigadores más importantes en el campo del envejecimiento. El libro es fácil de leer y realmente vale la pena.
- *La dieta de la longevidad*; de Valter Longo. No se si en este libro o en el anterior, el autor trata de vendernos un producto (procesado) para utilizar en la dieta que imita el ayuno. Se puede sustituir fácilmente por unos vegetales y verduras que no tienen a penas calorías.
- *El ayuno intermitente*; de Carlos Pérez, Néstor Sánchez.

44
Moverse

«Haría cualquier cosa por recuperar la juventud,
excepto hacer ejercicio, madrugar,
o ser un miembro útil de la comunidad»

Oscar Wilde

Cuando era pequeño no era muy deportista, al menos no en los deportes de equipo. Cuando se hacían los equipos, siempre quedaba el último en los repartos, nadie me quería en su equipo. Quizás por eso siempre he preferido los deportes individuales. Siempre me ha gustado la bici y también correr, aunque esto último más por obligación que por placer.

Durante años critiqué a quienes pasaban horas en el gimnasio poniéndose *cachas*. Creía que estar musculoso era solo una cuestión estética, incluso pensaba que podía ser poco saludable. Estaba convencido de que los ejercicios de cardio eran los más adecuados para cuidar la salud.

Cuando empecé mi investigación descubrí la gran cantidad de evidencia científica que existe a favor del ejercicio de fuerza y del aumento de la masa muscular. El músculo no solo sirve para mover el cuerpo, también cumple una importante función endocrina. Absorbe gran parte de la glucosa que circula en la sangre, evitando los picos de glucemia. Para mí, descubrir que el ejercicio de fuerza era tan importante fue una sorpresa. Así que tuve que empezar a hacer ejercicios de fuerza. Y, por supuesto, también retomar el cardio.

Como necesitaba moverme más durante el día, me compré una bicicleta estática de segunda mano y la puse en el salón. De esta forma, cada cierto tiempo me siento y pedaleo. Si tengo que leer algún artículo o corregir un capítulo del libro, lo hago mientras pedaleo. También la utilizo cuando veo la televisión.

Me fabriqué una pequeña mesita que coloco encima de la mesa del salón. Así puedo usar el ordenador de pie y no paso tanto tiempo sentado. Pero como estar de pie sin moverse resulta incómodo, me compré una cinta de andar —la más pequeña que encontré— y la puse debajo de la mesa. Así consigo caminar mientras trabajo con el ordenador y paso menos tiempo sentado. La utilizo sobre todo después de comer o de cenar, ya que no es conveniente sentarse justo después de las comidas, es mejor caminar entre 20 y 30 minutos. Y como salir a la calle no siempre es posible, trabajo en el ordenador mientras ando.

He vuelto a salir a correr, aunque con la anemia, la falta de forma física y los efectos del tratamiento, me cuesta mucho. Me canso con facilidad, así que alterno momentos de carrera con caminatas. También salgo con la bici los fines de semana, al menos una hora.

Con todo el proceso he perdido bastante peso, y con la dieta vegetal me resulta difícil recuperarlo. Mi objetivo ahora es ganar masa muscular, pero para eso hay que hacer pesas. Y confieso que esta es la parte que más me cuesta. Por ahora entreno en casa. Tengo mancuernas, una barra y bandas elásticas. Intento aumentar progresivamente el peso, pero voy despacio. A mi edad es más difícil ganar masa muscular. Cuando consiga mejorar el tono y llegue al límite con el material que tengo en casa, tendré que apuntarme al gimnasio. Quizás debería hacerlo ya, para que un monitor me dé instrucciones precisas. Ahora mismo estoy en esa fase.

Al principio, cuando empecé con las pesas, sufrí un desgarro en el tríceps, con un hematoma que tardó meses en reabsorberse. Tengo las plaquetas bajas y eso favoreció el hematoma. Así que mi consejo es que, si vas a empezar a hacer pesas, lo hagas con la supervisión de un profesional, que te ayudará a evitar lesiones.

Por las mañanas voy al trabajo en bici. Es un trayecto corto, pero al menos empiezo el día haciendo ejercicio. Intento no coger el ascensor y subir siempre por las escaleras, incluso cuando llevo las bolsas de la compra, las uso como si fueran pesas.

Cuando llego a casa al mediodía, intento hacer al menos 20 o 30 minutos de ejercicio antes de comer. Hay días en los que no puedo entrenar y otros en los que hago hasta dos horas, sobre todo los fines de semana. Me estoy ayudando de una aplicación para hacer ejercicio HIIT que se llama *Entrenamiento en casa: fitness,* de *EZ Health.* Hay cientos de aplicaciones parecidas, pero esta tiene una versión gratuita que me gusta. También uso otra aplicación que se llama *Tabata Timer,* de *Eugene Sharafan*, que no tiene ejercicios, pero se pueden programar los tiempos de ejercicio y descanso, así aplico los ejercicios que he aprendido en otras aplicaciones. Tu seguramente encontraras otras aplicaciones que se adapten a tus gustos.

Después de comer, si tengo que hacer algo con el ordenador, lo hago andando en la cinta. De hecho, casi siempre que uso el ordenador, lo hago caminando. Intento pasar el menor tiempo posible sentado. Cuando leo o veo la televisión, lo hago desde la bicicleta estática. En resumen, intento incorporar movimiento a lo largo de todo el día.

Lecturas recomendadas sobre ejercicio:

- *Ejercicio*; de Daniel E. Lieberman. Si en lugar de ver el ejercicio como una fuente de placer y salud lo ves como una causa de malestar, culpa o agobio, tienes que leer este libro. Es el mejor libro sobre ejercicio que le leído.
- *El ejercicio. Un muro contra el cáncer*; de Adrián Castillo, Javier S. Morales y Pedro L. Valenzuela.
- *Directrices de la OMS sobre actividad física y hábitos sedentarios*, Organización Mundial de la Salud.
- *Muévete más, vive mejor*; de Aleix Arimany Castells.
- *Ante el cáncer, muévete*; de Soraya Casla.

45
En brazos de morfeo

«Dormir es olvidarse del mundo»

Jorge Luis Borges

Intento irme a la cama temprano, sobre las 22:00 o las 22:30 como mucho. A veces incluso antes y me acuesto cuando lo hacen los niños. Casi todas las noches consigo dormir unas ocho horas. Me levanto todos los días a las siete o siete y media. Mi cuerpo se ha acostumbrado ya a ese ritmo, y muchas veces me despierto antes de que suene el despertador.

Mantengo este horario incluso los fines de semana. Intento acostarme a la misma hora, aunque me permito levantarme un poco más tarde. Esto era algo impensable antes. Solía acostarme muy tarde los fines de semana y, por supuesto, levantarme también tarde.

Cuando anochece, me pongo unas gafas con filtro azul, sobre todo si voy a usar el ordenador o el móvil por la noche. No estoy del todo convencido de que sirvan de mucho, pero al menos hacen que la luz de las pantallas me moleste menos.

En cualquier caso, intento leer en papel siempre que puedo, especialmente antes de dormir (soy un fetichista de los libros en papel). Ya no me pongo a trabajar con el ordenador por la noche como antes, salvo alguna excepción. Antes de irme a la cama, me gusta leer y meditar un rato.

Son muchos los libros que tratan el sueño como tema secundario. Uno de ellos es *El poder del cuándo*, de *Michael Breus*, que habla de los ritmos circadianos y de su importancia, entre ellos el del sueño, muy recomendable. Pero un libro que aborda específicamente el tema es *La ciencia del buen dormir*, de *Javier Albares*.

46
En busca de la felicidad

«He cometido el peor pecado que uno puede cometer. No he sido feliz»

Jorge Luis Borges

De todos los cambios, este está siendo el más difícil, junto con el ejercicio.

Durante el tratamiento, sin trabajar, vivía más relajado. Leía mucho, salía a la calle siempre que podía y tomaba el sol.

Cuando regresas a la rutina, te vuelves a meter en la rueda, y todo lo que te estresaba antes vuelve a hacerlo. Vuelves a vivir como un inmortal. Intento evitarlo recordándome que soy mortal, que no sé cuánto tiempo me queda y que no puedo desaprovecharlo. Al final, es inevitable vivir dentro de una rutina. Tengo que trabajar, tengo que ganarme la vida de alguna forma. La suerte es que me gusta lo que hago. Pero trato de bajar mis aspiraciones. Es duro asumir mi condición, pero creo que es lo que más me puede beneficiar.

Procuro estar consciente durante todo el día, aprovechar lo que sucede a mi alrededor; eso que llaman *mindfulness*. Pero es inevitable que la mente quiera volver a la normalidad.

Dos libros que me ayudaron en los primeros pasos fueron:

- *El placer de no trabajar*; de Ernie J. Zelinski. Me ayudó en mis primeros días de baja, sin trabajar.
- *Manual de escritura curativa: escribir para sanar*; de Manu Rodríguez. Me ayudó durante el tratamiento. Desde pequeño, escribir me ha ayudado a aclarar mis ideas; de forma innata utilizaba la escritura para desahogarme. Me alegró descubrir que no solo me ocurría a mí, sino que la

ciencia ha demostrado que la escritura puede servir como terapia.

Otros dos libros sobre el poder de la escritura, que tengo en la estantería pendientes de leer son:

- *Writing as a Way of Healing*; de Louise DeSalvo.
- *When Words Heal. Writing Through Cancer*; de Sharon A. Bray.

Al final, lo que queremos no es tanto vivir sin estrés (que también), sino ser felices. En una vida feliz no tiene cabida el estrés. Una de mis estrategias para vivir cada día es precisamente esa: tratar de ser feliz.

En lugar de haber dedicado un capítulo al control del estrés, podría haberlo enfocado a la búsqueda de la felicidad, pero eso sería meterme en camisa de once varas. Aun así, te voy a recomendar algunas lecturas que me han ayudado:

- *La conquista de la felicidad.*; de Bertrand Russell. Lo he leído y releído varias veces.
- *La sorprendente ciencia de la felicidad*, charla TED; de Daniel Gilbert.

También me ha ayudado adoptar un estilo de vida o una filosofía: la de los estoicos. Creo que se adapta bien a mí.

- *Manual de vida*; de Epicteto.
- *El arte de ser libre*; de Epicteto.
- *El arte de vivir*; de Epicteto.
- *Manual para ser feliz*; de Epicteto.
- *Meditaciones*; de Marco Aurelio.
- *Diario de un estoico*; de Brittany Polat.
- *El arte de la buena vida*; de William B. Irvine.

- *Manual de la serenidad*; de Pepe García.

He leído varios libros sobre meditación y *mindfulness*. Todos transmiten los mismos principios, enfocados y contados de distinta manera, pero con un mismo objetivo. Algunos de los que te puedo recomendar son:

Algunos generales:

- *El arte de vivir con sencillez*; de Shunmyo Masuno.
- *99% feliz. 99 recetas de grandes pensadores para disfrutar de cada día;* de Dorian Lucas.
- *Inteligencia emocional*; de Daniel Goleman, Annie McKee, Susan David y Amy Gallo.
- *¿Existe la suerte?*; de Nassim Nicholas Taleb.
- *Fluir (Flow)*; de Mihaly Csikszentmihalyi.
- *Sin miedo*; de Rafael Santandreu.
- *Nada es tan terrible*; de Rafael Santandreu.

Sobre meditación:

- *Yoga contado con sencillez*; de Ramiro Calle.
- *Budismo zen*; de Joshua R. Paszkiewicz.
- *Mindfulness en la vida cotidiana: dondequiera que vayas, ahí estás*; de Jon Kabat-Zinn.
- *Vivir con plenitud las crisis: usando la sabiduría del cuerpo y la mente para enfrentar el estrés, el dolor y la enfermedad*; de Jon Kabat-Zinn.
- *Los beneficios de la meditación: cómo la práctica puede cambiar tu cerebro y mejorar tu vida*; de Daniel Goleman y Richard J. Davidson.
- *El mejor momento es ahora: encuentra la libertad, el amor y la alegría en el momento presente*; de Jack Kornfield.
- *Meditación para principiantes*; de Jack Kornfield.

- *Meditación en acción*; de Chögyam Trungpa.
- *El poder del ahora: un camino hacia la realización espiritual*; de Eckhart Tolle.
- *Zen. El arte de cambiar el mundo*; de Thich Nhat Hanh.
- *¡Tómate un respiro! Mindfulness: el arte de mantener la calma en medio de la tempestad*; de Mario Alonso Puig.
- *El arte de la meditación*; de Matthieu Ricard.
- *Aprender a practicar mindfulness: guía para cultivar la atención plena*; de Vicente Simón.
- *Meditación: la primera y última libertad*; de Osho.
- *Un curso de meditación*; de Osho.
- *Mindfulness práctico: guía paso a paso*; de Ken A. Verni.

Sobre respiración:

- *Respire. Técnicas de respiración sencillas para una vida más tranquila y feliz*; de Jean Hall.
- *Respiración consciente: técnicas y ejercicios para transformar tu vida*; de Emma Power y Jenna Meade.
- *Respira*; de Yvan Cam.

Como ves, son muchos. He leído muchos más. ¿Por qué? Porque para mí, leer es una forma de terapia. Que me recuerden cada día que debo vivir el momento presente, sin remordimientos del pasado ni preocupaciones por el futuro, me es de mucha ayuda.

Para meditar me apoyo en una app llamada *Petit Bambou* (tiene una versión gratuita). Me la recomendó una amiga, y yo la recomiendo a todo aquel que se esté iniciando en la meditación y le guste que le guíen. He probado otras que no me han convencido tanto, pero si conoces alguna, házmelo saber.

Por las noches dedico unos 10 o 15 minutos a meditar, aunque durante todo el día trato de mantener la calma y no dejarme arrastrar por el estrés. De vez en cuando, simplemente, me paro a respirar.

Los 5 hábitos

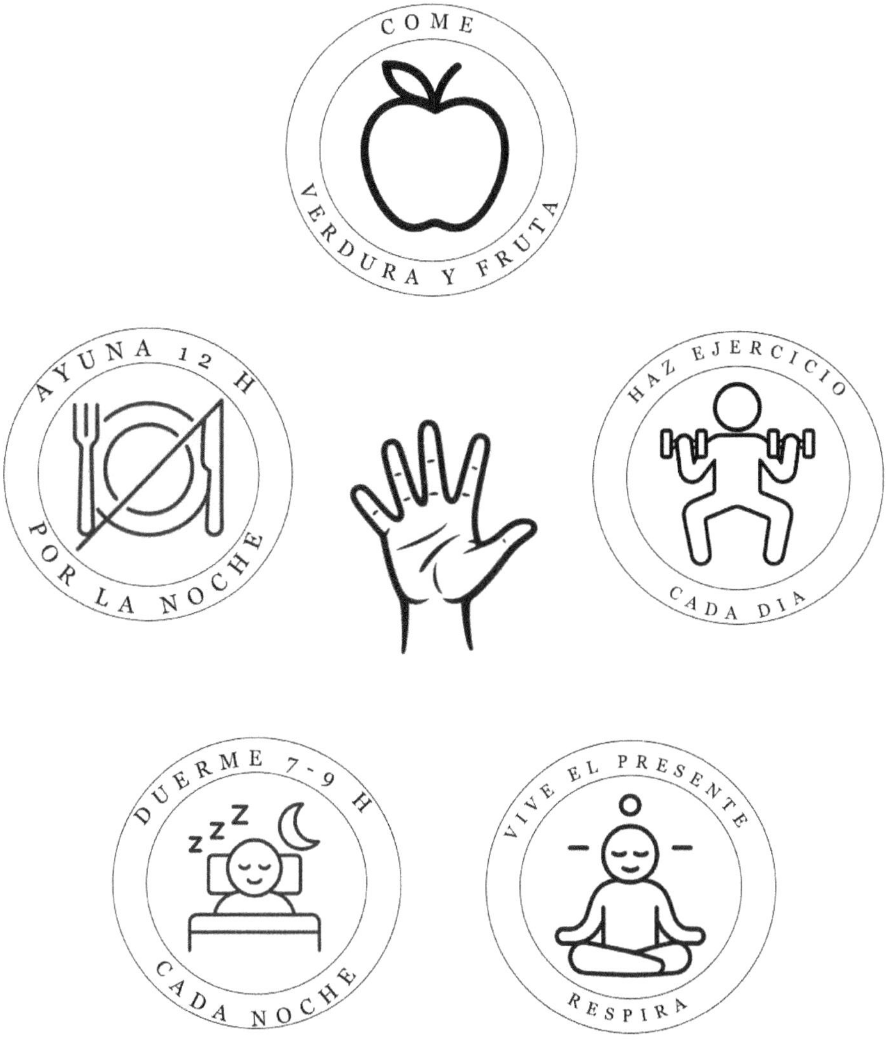
COME
VERDURA Y FRUTA
AYUNA 12 H
POR LA NOCHE
HAZ EJERCICIO
CADA DIA
DUERME 7-9 H
CADA NOCHE
VIVE EL PRESENTE
RESPIRA

Este libro no termina aquí.

Te animo a que sigas explorando, aprendiendo y experimentando. Porque incluso en los momentos difíciles, siempre hay margen para cuidarse, para comprender mejor el propio cuerpo y para participar activamente en el propio proceso.

Si te apetece compartir tu experiencia, hacer un comentario o sugerir mejoras, puedes escribirme a:

ahoramortal@gmail.com

Estaré encantado de leerte.

www.ingramcontent.com/pod-product-compliance
Lightning Source LLC
LaVergne TN
LVHW020048081026
849580LV00013B/1598
* 9 7 8 8 4 0 9 8 2 7 1 2 1 *